Yo C!

Usos y beneficios del maravilloso ácido ascórbico.

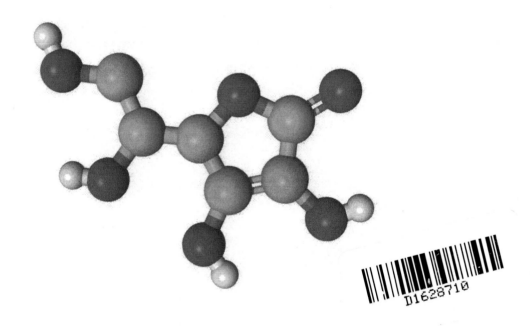

Ernesto Prieto Gratacós

cuartavía ediciones

Prieto Gratacós Ernesto
Yo C!
Usos y beneficios del maravilloso ácido ascórbico.

2ª ed. Buenos Aires: cuartavía ediciones, 2016
90 p. 20 x 28

ISBN 978-987-42-2932-8
CDD
613
1. Salud   1. Título

Hecho el depósito que prevé la ley 11.723
Impreso en la República Argentina
Talleres Latingráfica. Rocamora 4161 ©
2016 Ernesto Prieto Gratacós
www.terapiametabolica.com

Prólogo.

Por el Dr. Nuri Abadi

¿Por qué un libro sobre ácido ascórbico? Por qué ahora? Las respuestas son muchas y muy variadas: virulentas epidemias, proliferación de enfermedades degenerativas, de deficiencias inmunitarias fatales, de infecciones en una escala desconocida en nuestro mundo contemporáneo…

¿Cuál es la función de esta supervitamina, como la denomina el autor? Para empezar, estamos frente a un nutriente (¿un supernutriente/), lo que lo ubica en una escala que lo aleja de la concepción tradicional de "remedio". Al pensar en el concepto de nutriente aludimos a algo constitutivo, de tal suerte que restituirlo a su legítimo dueño, el cuerpo, se hace un acto imprescindible, mientras que el concepto de remedio que da asociado a una falta que este (el ajeno remedio) viene a cubrir al estilo de un parche.

El mérito, es el de haber cubierto con esta obra un incomprensible déficit en la cultura médica en lo que hace a tópicos fundamentales como el de las indicaciones –vastísimas- de esta vitamina, y otros aspectos no menos importantes como lo son, por ejemplo, los de la técnica de administración de la misma.

No satisfecho con lo anterior, Ernesto se interna en cuestiones que seguramente configuraron importantes puntos de partida para nuevas investigaciones ya en curso, cuando nos recuerda que los síntomas de enfermedades que la humanidad padece hoy, repiten puntualmente los síntomas de deficiencias severas de esta vitamina.

Por último, pero no por ello menos importante, polemiza con argumentos que el muy respetable Linus Pauling (dos veces Premio Nobel) hubiera admitido, referidos al tratamiento del cáncer, tal como se describe en el trabajo, ya clásico, de Pauling y Cameron.

Discrepo pues, con la caracterización de este libro por parte de su propio autor como "de divulgación", y lo distingo como el proyecto de un verdadero manual de supervivencia.

Buenos Aires, Diciembre de 2016.

Tabla de contenidos.

- Referencias científicas... ¡en abundancia! — 6
- Qué es y qué hace la vitamina C. — 12
- ADVERTENCIA
- El ácido ascórbico y las estrías de la piel. — 18
- Enfermedades infecciosas y la vitamina C. — 24
- Ascorbato en Terapia Metabólica del Cáncer. — 31
- Extraño caso de la vitamina desaparecida. — 51
- Ácido ascórbico en el tratamiento del SIDA. — 59
- Vitamina C en la vida diaria. — 69
- ¿Es el ascorbato absolutamente seguro? — 75
- El sistema REDOX ascorbato (solo para Nerds). — 83

Referencias **científicas**... ¡en abundancia!

Lector estimadísimo, consciente del disgusto que estoy a punto de causarte convirtiendo esta obligada bibliografía científica –usualmente relegada al final de toda obra técnica- en el capítulo inicial del libro, te hago esta promesa: si logras superar el fastidio de leer estos datos *primero que el resto del material* tu confianza se verá fortalecida, y tendrás entonces un verdadero tesoro en tus manos. Sabrás así con certeza que lo que en breve aprenderás sobre esta extraordinaria (y baratísima) substancia es, en el sentido científico del término, rigurosamente cierto.

Si por casualidad eres un profesional de la salud, entonces *tienes* que leer estas referencias. Se trata de una cuestión de rigor, una suerte de obligación moral. Durante años, tanto yo como nuestros queridos médicos del Centro de Terapia Metabólica del Cáncer hemos escuchado negativas infundadas y hasta quejas sobre una supuesta falta de "comprobación científica" acerca de las virtudes farmacológicas de este donante de electrones, antitóxico e inmunoestimulante que es el ácido ascórbico. Esta vez no hay justificación: ¡Aquí están las evidencias!

Si no eres médico, enfermero o investigadora y solo buscas enriquecer tu propia salud, da al menos una ojeada a la bibliografía, sabiendo que la tienes a mano para mostrársela a tu terapeuta de cabecera cuando la circunstancia lo precise. Adicionalmente, a lo largo del libro se agregarán referencias adicionales y notas técnicas así como una sección para **nerds**, que quizá podrías pasar por alto.

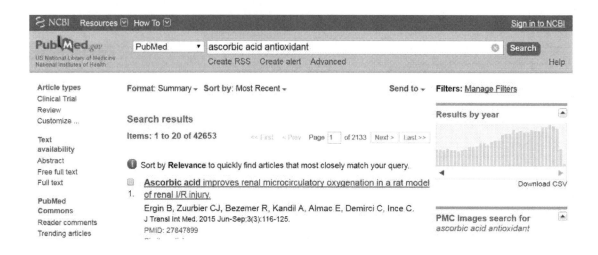

Fig.1 En www.pubmed.gov la búsqueda de los términos *ascorbic acid antioxidant* arroja a la fecha 42,653 artículos científicos. La información científica en torno al uso clínico de la vitamina C crece año a año (aprox. 8% per anuum). Si bien su condición de fármaco huérfano (droga no patentable) ocasionó el desdén –e incluso la franca oposición- de la industria farmacéutica durante la segunda mitad del siglo XX, debido a la actual crisis de los sistemas de salud en el Primer Mundo, las formidables virtudes terapéuticas del ascorbato están siendo ahora reconsideradas a toda prisa por el *establishment*.

El grueso del conocimiento que nosotros tenemos sobre el impacto de la vitamina C en la fisiología humana, y su uso clínico por vía endovenosa, es profundamente práctico, no teórico. No tenemos noticia de otro laboratorio experimental que haya explorado tantos abordajes a la patología humana con agentes reductores como el nuestro, ni conozco un centro terapéutico con un protocolo endovenoso de ascorbato y otros *análogos estructurales* de la glucosa para el tratamiento del cáncer tan avanzado como el nuestro.[1] Estas referencias científicas son apenas una fracción de la literatura médica disponible en www.PubMed.gov, y tu lectura tendrá frutos. El conocimiento *objetivo* es poder.

---

[1] Ver "Principio de Inhibición Competitiva" (o Principio de Woods) en el capítulo **Ascorbato en la Terapia Metabólica del Cáncer**.

REFERENCIAS:

Textbook of BIOCHEMESTRY with clinical correlations. WILEY Devlin, Thomas. DISEASE PREVENTION AND TREATMENT. The LEF Foundation.

Biological Significance of Ascorbic Acid (Vitamin C) in Human Health. ResearchGate Khalid, I.

Environmental stress sensitivity of ascorbic acid-deficient Arabidopsis mutants. Plant Biology
Proc. Natl. Acad. Sci. USA Patricia Conklin.

[1] The Natural History of Ascorbic Acid in the Evolution of the Mammals and its Significance for
Present Day Man. Irwin Stone, PhD

[2] The administration of vitamin C in a large institution and its effect on general health and resistance to infection. Glazebrook AJ, Thomson S J Hyg.

[3] Supervivencia al año en pacientes delta/omega bajo protocolo MIVAS.™ Prieto Gratacós et al. CeOC

[4] Nonscorbutic effects of vitamin C: biochemical aspects. Hughes RE Proc R Soc Med.

[5] The protective effect of ascorbic acid derivative on PC12 cells: Involvement of its ROS scavenging ability. Chang, Bin Du. Life Sciences

[6] Free radicals, natural antioxidants, and their reaction mechanisms. Satish Balasaheb Nimse.
Royal Society of Chemestry

[7] Structure of ascorbic acid and its biological function. Lohmann, W. Biophys. Struct. Mechanism

[8,9] En cuanto al uso farmacológico de micronutrientes, un importante recurso es la página www.orthomed.org, mantenido por la ISOM (International Society for Ortomolecular Medicine), contiene cientos de artículos científicos en sus archivos y es actualizado constantemente con los hallazgos experimentales y clínicos de la comunidad mundial de investigadores.

---

[2] Consultar al respecto "La Estructura de las Revoluciones Científicas", por Thomas Kuhn

[3] The evolution of prolonged life after reproduction. Darren Croft. Trends in Ecology & Evolution

[4] Paleopathology at the Origins of Agriculture.

[5] Health as a crucial factor from hunting to developed farming in the eastern Mediterranean. Cohen, Mark N.; Armelagos, George J.

[6] Antibiotic resistance in the wild: an eco-evolutionary perspective. Philos Trans R Soc Lond B Biol Sci. Hiltunen T

[7] History of the Plague. Centers for Disease Control and Prevention.

[8] Vitamin C: a novel regulator of neutrophil extracellular trap formation. Mohammed BM. Nutrients.

[9] Reduced bactericidal activity in neutrophils from scorbutic animals and effect of ascorbate in vivo.

Goldschmidt, MC. Am J Clin Nutr.

[1] Effects of ascorbic acid on neutrophil function. Patrone, F; Dallegri, F. Acta Vitaminol Enzymol

[1] Vitamin C, Infectious Diseases and Toxins. Levi.

[1] The Changing Landscape of Arctic Traditional Food. Environ Health Perspect. Tim Lougheed

[1] www.biomarkers.guru

[1] Ascorbic acid recycling in human neutrophils. J. Biol. Chem. Levine, M.

[1] Anti-angiogenic effect of high doses of ascorbic acid J Transl Med.

[1] Terapia Metabólica del Cáncer. cuartavíaediciones Prieto Gratacós, E.

[1] Immune system enhancement. (Cathcart. 1981)

[1] The Hardin Jones Principle for statistical analysis. BIOSTATISTICAL ANALYSIS OF MORTALITY DATA FOR COHORTS OF CÁNCER PATIENTS. Pauling, L. Proceedings National Academy Sciences.

The Vitamin C Connection por Emanuel Cheraskin How to Live longer and feel better de Linus Pauling.

Epidemiological Evidence regarding Vitamin C and cancer. G.Block et al. American Journal of Clinical Nutrition. December 1991.

Vitamin C Intake Influences the Bleomycim-induced Chromosome Damage assay:Implications for Detection of Cancer Suuusceptibility and Chromosome Breackge Syndromes-H.Pohl and J.A Reidy, Mutat Research, 224(2), October 1989, p.247-252.

Natural Antioxidants as Inhibitors of Oxygen Species Induced Mutagenicity, M. Minunni, et al., Mutat Research, 269(2), October 1992,p. 193-200.

"Orthomolecular psychiatry. Varying the concentrations of substances normally present in the human body may control mental disease" (Pauling, L. C.)

Zinc, An Essential Trace Element. (Trivers E.R.) Commitee for World Health 1991.

Health, Disease and the Enviroment. (Foster, H.F.) CRC Press 1992.

Healing Cancer. (Hoffer,H. Pauling, LC)

Hystochemical determinations of copper, zinc and iron in pigmented nevi and melanoma" (Bedrick, A.E., Ramasamy, G.,) American Journal Dermopathol (1991).

Serum tyrtace elements and Cu/Zn ratio in breast cancer patients. (Gupta, S.K.) Journal of Surgical Oncology.

Nutrition and cancer. (Prasad, K.N.)1984-85 Yearbook of Nutritional Medicine.

Serum trace elements and Cu/Zn ratio in breast cancer patients Sanjeev K. Gupta, MS*, Vijay K. Shukla, MCh, Madho P. Vaidya, FRCS, Salil K. Roy, FRCS, Saroj Gupta, PhDDepartment of Surgery, Institute of Medical Sciences, Banaras Hindu University, Varanasi, India

Analysis of serum copper and zinc concentrations in cancer patients Miłosława Zowczak[1], Maria Iskra[1], Lech Torliński[1] and Szczepan Cofta[2] Clinical Biochemistry, Karol Marcinkowski University of Medical Sciences, 6 Grunwaldzka Street, 60-780 Poznań, Poland

Studies of a mammalian enzyme system for producing evolutionary evidence in Man. (STONE, I.) Amer. J. Phys. Anthrop. 3:83-85, 1965,

Hypoascorbemia, the genetic disease causing the human requirement for exogenous ascorbic acid. (STONE, I.) Pers. Biol. Med. 10:133-134, 1966.

The early relatives of man (SIMONS, E. L.:. Sc. Amer.) pp. 55, July 1964.

The Healing Factor. "Vitamin C" Against Disease. STONE, I.: Grosset & Dunlap, Inc., New York

Evolution and the need for ascorbic acid. (PAULING, L.) Proc. Nat. Acad. Sc. 67:1643-1648, 1970.

Qué es y qué hace la **vitamina C.**

La vitamina C, que en adelante nombraremos "ácido ascórbico" o "ascorbato" indistintamente, es un nutriente esencial, es decir, indispensable para nuestro organismo y al mismo tiempo imposible de sintetizar internamente a partir de otros substratos provenientes de la dieta. En otras palabras, dependemos de su aporte externo. Su intervención en nuestra biología es tan fundamental, profunda y generalizada en todos los niveles del funcionamiento orgánico, que su ausencia es incompatible con la vida.[10]

Químicamente hablando, el ascorbato es un carbohidrato simple de seis carbonos -una hexosa- de semejanza estructural a los azúcares pero que, a diferencia de la glucosa, contiene un inusual (y fuertemente reactivo) componente estructural llamado *grupo ene-diol* que le confiere ciertas características únicas, responsables de su rol central en la química biológica.[3] Su rasgo más importante es su facilidad tanto para donar como para aceptar electrones del medio circundante. Esto se conoce técnicamente como sistema de oxidación-reducción o REDOX, el cual, como seguro ya habrás asociado, sugirió el nombre comercial REDOXON® a alguien en la firma Roche, allá por 1934.

¿Qué diferencia los tejidos de una cabra viva de los de un pedazo de carne de ella misma, minutos después de ser sacrificada, cuando aún guarda intactas todas sus estructuras celulares? En términos de la dinámica molecular, una de las distinciones fundamentales entre los

tejidos vivos y los no-vivos es un flujo ordenado y constante de electrones. Desde este punto de vista, tener una abundante provisión

---

[10] *Textbook of BIOCHEMESTRY with clinical correlations.* WILEY Devlin, Thomas. [3] *DISEASE PREVENTION AND TREATMENT.* The LEF Foundation.

de una substancia como el ascorbato presente en la materia viva, hace que este flujo y transferencia de electrones tenga lugar con mucha más facilidad y eficiencia. El ácido ascórbico actúa pues como una especie de facilitador o "lubricante" electrónico para la maquinaria biológica.

Durante el proceso de evolución de los animales vertebrados, y finalmente, de los mamíferos, la Naturaleza encontró el modo de emplear el ácido ascórbico para mantener un grado de equilibrio fisiológico en las células y los tejidos formados por estas.[11] Así, cada vez que surgen perturbaciones ambientales que estresan la homeostasis o equilibrio orgánico de un ser vivo, el ácido ascórbico es producido por su hígado o sus riñones en cantidades proporcionales para garantizar la vuelta a la normalidad. La cantidad de ácido ascórbico que se sintetiza debe ser proporcional a la severidad del desequilibrio (ya sea este producido por un ataque de origen tóxico, bacteriológico, traumático, climático o emocional) y, si se llega a generar suficiente cantidad a suficiente velocidad, el organismo animal será capaz de sobrevivir a los destructivos efectos del estrés biológico.

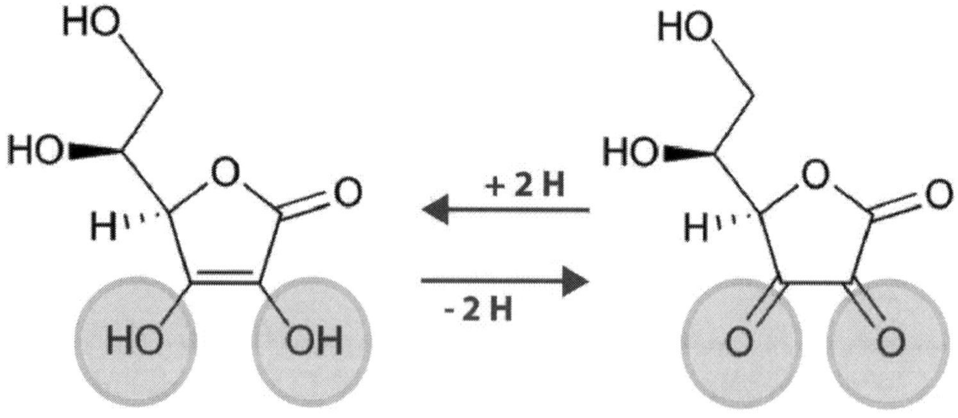

Fig.2 El ácido L-ascórbico, es capaz de donar dos H⁺ desde sus grupos hidroxilo, pasando así de su forma reducida a su forma oxidada. En sencillos términos, "oxidación" significa perder un electrón, mientras que "reducción" significa lo contrario. El ácido L-ascórbico, existente en los organismos vivos bajo la forma dinámica de cupla ASCORBATO = DEHIDROASCORBATO, constituye un sistema de oxidación-reducción. La vitamina C es así un donante de *equivalentes de reducción*.

---

[11] *Biological Significance of Ascorbic Acid (Vitamin C) in Human Health.* ResearchGate Khalid, I.

La vitamina C está involucrada en el proceso de absorción del hierro (reduciendo Fe^{3+} a Fe^{2+}), la formación de las secreciones biliares en el hígado, la síntesis de catecolaminas –neurotransmisores como la dopamina y la norepinefrina–, así como la degradación de la hormona tirosina. check!

La vitamina C tiene un rol decisivo en la síntesis de tejido conectivo, concretamente del colágeno, substancia fundamental para la cohesión física del organismo, la reparación de heridas, fracturas y toda clase de daño estructural. Constituye también un crucial sistema antioxidante, protegiendo las células del estrés oxidativo y al mismo tiempo a otras moléculas antioxidantes como los tocoferoles y tocotrienoles (vit. E). Lamentablemente, el ácido ascórbico contenido en los alimentos se degrada al ser expuesto a altas temperaturas y al oxígeno. Aún hoy, con toda la evidencia científica que indica la necesidad de una ingesta en cantidades diarias cercanas a los 5,000 o 10,000 mg, la Dosis Diaria Recomendada de vitamina C es apenas... 70 mg.[12]

La completa falta de vitamina C causa escorbuto, una muy bien conocida enfermedad que fue el azote marineros, exploradores, soldados y toda clase de gente pobre sin acceso a alimentos frescos durante milenios. El escorbuto se anuncia visiblemente por las encías sangrantes y la fragilidad capilar que causa moretones y derrames al menor golpe. Esta deficiencia en la integridad de los tejidos se debe a una insuficiente hidroxilación de los aminoácidos lisina y prolina (y subsecuentemente del colágeno), lo cual causa estragos en piel, huesos, dientes y vasos sanguíneos.

Casi todos los animales superiores están equipados para producir su propio ácido ascórbico, consecuentemente, toda agresión desencadena la síntesis de cantidades cada vez mayores de vitamina C para reemplazar la que se destruye en la lucha por mantener el equilibrio.[13]

En el hígado de casi todos los mamíferos la vitamina C se genera de forma ininterrumpida, siendo luego vertida a la corriente sanguínea.

---

[12] La vitamina C fue aislada por primera vez en 1927 por el bioquímico y fisiólogo húngaro Albert Szent-Györgyi von Nagyrápolt a partir de una preparación conteniendo glándulas suprarrenales molidas. Recibiría luego el Premio Nobel por "sus descubrimientos en conexión con los procesos de combustión biológica, con especial referencia a la vitamina C y a la catálisis del ácido fumárico."

[13] *Environmental stress sensitivity of ascorbic acid-deficient Arabidopsis mutants.* **Plant Biology** Proc. Natl. Acad. Sci. USA Patricia Conklin.

Otro tanto pasa con las aves, los anfibios y los reptiles, solo que en estos el sitio de síntesis es el riñón.[14]

Lamentablemente, los humanos no poseemos esa capacidad ya que en el proceso de evolución se inactivó el mecanismo enzimático que fabrica la preciada vitamina C. Como se explicó, eso es precisamente lo que significa el término *esencial* aplicado a un nutriente: debemos obtenerlo por medio de la alimentación debido a nuestra capacidad de sintetizarlo a partir de substratos presentes en el cuerpo. A esto se agrega el hecho de que no hay depósitos de ascorbato en nuestros tejidos y que cualquier suplemento, no importa cuán abundante sea, es rápidamente en 12 horas a través de la orina. Esto es necesariamente así para todos los micronutrientes hidrosolubles (como las vitaminas del complejo B, que son igualmente esenciales).

Aun bajo continua suplementación oral, incluso al límite de la tolerancia gastrointestinal, los órganos y músculos del cuerpo entero de un individuo de peso promedio no llegan a alojar en sus tejidos más de 7 u 8 gramos. De esto se desprende que, para un estado celular óptimo, se requiere un aporte no sólo abundante sino continuo. Este constante déficit de ácido ascórbico, genéticamente determinado, se denomina **hipoascorbemia** y es la causa de que los seres humanos padezcan enfermedades casi completamente inexistentes en las especies con organismos capaces de sintetizar su propio ácido ascórbico según lo necesiten, en particular aterosclerosis, enfermedad coronaria y cáncer.[15]

Además de su extraordinario rango de propiedades terapéuticas, uno de los atributos más notables del ácido ascórbico es su completa ausencia de toxicidad, incluso cuando se toma en altas dosis y durante largos periodos. No existe la hipervitaminosis de este nutriente, y su LD_{50} o dosis letal media, parámetro farmacológico que define la toxicidad de un compuesto, es teóricamente inalcanzable *in vivo*.

Ésta, querido lector, es una magnífica noticia si se tiene en cuenta que el ácido ascórbico:

---

[14] *The Natural History of Ascorbic Acid in the Evolution of the Mammals and its Significance for Present Day Man.* Irwin Stone, PhD

[15] Salvo los conejillos de Indias, los murciélagos frugívoros y los primates (incluido el *Homo sapiens*) todos los mamíferos sintetizan su propia vitamina C. Sorprende particularmente el hecho de que la enfermedad cardiovascular sea inexistente en ellos, así como también que el cáncer sea una rara ocurrencia *siempre y cuando no estén en cautiverio y/o sujetos a dietas artificiales ricas en azúcar, a castraciones quirúrgicas o a envenenamiento de su hábitat por parte nuestra.*

1. Tiene un efecto letal sobre bacterias, virus, parásitos y hongos.[16]

2. Destruye las células cancerosas de múltiples orígenes (en muy alta concentración).[17]

3. Garantiza una adecuada formación de tejido conectivo, beneficiando a la piel, los huesos, las encías, los pulmones, el hígado y demás órganos, así como el Sistema Nervioso Central.[11]

4. Inactiva los radicales libres del oxígeno (ROS), cuyo efecto oxidativo deteriora, envejece y destruye sensibles estructuras organelas –como las mitocondrias-, ocasionando numerosas patologías celulares.[18][19]

5. Cataliza la síntesis de neurotransmisores.[20]

6. Tiene un útil efecto regulador sobre la insulina, siendo además imprescindible para las personas que padecen diabetes si se pretende evitar los destructivos efectos orgánicos de esta, tales como mala cicatrización, deterioro arterial, trastornos retinales y muchos otros.[21]

Sumado a todo esto, podemos además estimar su valor o tener una medida de su importancia observando la concentración relativa de ácido ascórbico en las zonas más vitales. Un análisis químico de nuestros diferentes órganos revela que la vitamina C se halla en concentraciones más elevadas en aquellos tejidos que tienen una mayor actividad metabólica.

Como era de esperar, el cerebro, los ojos, los testículos u ovarios, la hipófisis, las glándulas suprarrenales y el hígado son los primeros en la lista. Las glándulas suprarrenales en especial, productoras de varias hormonas importantísimas, sufren un descenso catastrófico en sus niveles de ácido ascórbico cada vez que hay traumas físicos, químicos o psíquicos.[22]

---

[16] *The administration of vitamin C in a large institution and its effect on general health and resistance to infection.* Glazebrook AJ, Thomson S **J Hyg**.

[17] *Supervivencia al año en pacientes delta/omega bajo protocolo MIVAS.*™ Prieto Gratacós et al. **CeOC** [11] *Nonscorbutic effects of vitamin C: biochemical aspects.* Hughes RE **Proc R Soc Med**.

[18] *The protective effect of ascorbic acid derivative on PC12 cells: Involvement of its ROS scavenging ability.* Chang, Bin Du. **Life Sciences**

[19] *Free radicals, natural antioxidants, and their reaction mechanisms.* Satish Balasaheb Nimse. **Royal Society of Chemestry**

[20] *Vitamin C in the Brain: Vital Role of the Ascorbate Transporter (SVCT2).* Harrison, F. **Free Rad Biol**

[21] *Role of Vitamin C in the Function of the Vascular Endothelium.* James, M. **Antioxi Redox Signal**

Una nueva y más evolucionada forma de medicina individualizada ya está entre nosotros, a la cual bien podríamos denominar Medicina Integrativa de Precisión. Se trata sencillamente de una necesaria síntesis de todas las formas de medicina anteriores, del procesamiento colectivo de la experiencia clínica y los hallazgos científicos de miles de creadores. Grandes innovaciones emergen con velocidad exponencial, desde ingeniería de tejidos por medio de la implantación y modulación de células madre pluripotenciales hasta la inyección endovenosa de microscópicos robots reparadores (nanomedicina). Con todo, aun en este promisorio futuro, nuestra dependencia del ácido ascórbico seguirá siendo un rasgo central de la biología humana, y los beneficios de la suplementación con dosis suprafisiológicas de este y otros nutrientes esenciales continuará abriéndose paso en la cultura.[17]

Con la emergencia continua de innovaciones disruptivas, y la crisis global de los sistemas médicos como MediCare y MedicAid, es claro que una verdadera revolución está por tener lugar en las ciencias biológicas. Pero las transiciones de un paradigma viejo a uno nuevo nunca ocurren suavemente, y por alguna razón, son diez veces más encarnizadas en el campo de la salud. Sucede entonces que –como pasa con toda revolución científica- los nuevos conocimientos de vanguardia, radicalmente diferentes al decadente paradigma en retirada, tardan en abrirse paso al encontrar invariablemente una resistencia del *establishment*.[23] Mientras tanto, la posibilidad de suplementarse con agentes nutracéuticos (micronutrientes usados en rango farmacológico) está ya mismo al alcance de todos.

La vitamina C (ácido ascórbico o ascorbato) es uno de los muchos nutracéuticos cuyas formidables propiedades e inocua naturaleza son casi demasiado buenas para ser ciertas... ¡pero lo son! En los capítulos que siguen aprenderás porque hay que suplementarse varias veces por día con ácido ascórbico, empleando cantidades considerablemente más grandes que las que recomendaba la medicina oficial del siglo XX.

---

[22] *Structure of ascorbic acid and its biological function*. Lohmann, W. Biophys. Struct. Mechanism [17] En cuanto al uso farmacológico de micronutrientes, un importante recurso es la página **www.orthomed.org**, mantenido por la **ISOM** (*International Society for Ortomolecular Medicine*), contiene cientos de artículos científicos en sus archivos y es actualizado constantemente con los hallazgos experimentales y clínicos de la comunidad mundial de investigadores.

[23] Consultar al respecto **"La Estructura de las Revoluciones Científicas"**, por Thomas Kuhn

El ácido ascórbico y las estrías de la piel.

El rasgo físico más notable, casi la carta de presentación, de quien se ha dedicado seriamente a la lucha grecorromana, el rugby, el *jiu jitsu* o la Luta Livre, es tener las orejas engrosadas como un repollo (*cauliflower ear*). Debido a los numerosos aplastamientos e impactos en general que se reciben en la cara y la cabeza durante las prácticas y las peleas, aquellos que tienen cartílagos de pobre calidad o nutrición deficiente no tardan en sufrir rupturas del tejido del pabellón de la oreja, seguidas de derrames e inflamación, los cuales terminan rellenándose de líquido y quedando como una carnosidad irreversible.[24]

Otro trastorno sumamente molesto, sin conexión aparente con el anterior, son las estrías en la piel que surgen con el embarazo o con bruscas subidas de peso o masa muscular. En los tres casos la causa original es la falta de ácido ascórbico. No todos los atletas sufren estas lesiones en las orejas o los pectorales, ni todas las chicas púberes o mujeres embarazadas sufren estrías en la piel. ¿A qué se debe esto?

Una de las funciones centrales del ácido ascórbico en el organismo es la creación y posterior mantenimiento del colágeno. Con un poco de suerte, ya habrás escuchado acerca de esta substancia tan importante en relación con algún remedio cosmético. Las fibras de colágeno son ni más ni menos que el "cemento" orgánico, la cola que mantiene los

---

[24] Habiendo practicado regularmente *Luta Livre* durante los últimos 20 años, he presenciado esto un sinnúmero de ocasiones. El actual entrenador del seleccionado argentino de lucha olímpica, y por treinta años entrenador del equipo nacional de Cuba, Lic. Eric León Fernández ha hecho esta misma observación, y atribuye la "oreja explotada" a una mala calidad del cartílago, secundaria a una nutrición deficiente en vitamina C. Aun hoy sus orejas, y las mías, siguen indemnes.

ladrillos celulares en su sitio, y sin la cual las paredes de los tejidos serían solo una masa amorfa de células inconexas.

La fabricación de colágeno es un complejo e interesante proceso llevado a cabo por fibroblastos (células especializadas en crear tejido de sostén), y resulta que sin la presencia del ácido ascórbico todo nuestro tejido conectivo sufre enormemente. De hecho, una de las funciones más notables de la vitamina C en la química corporal es su intervención en la síntesis, organización y mantenimiento de la matriz de colágeno sobre la que se disponen los tejidos funcionales. La piel, los órganos internos, los vasos sanguíneos y los huesos, simplemente se desarman sin suficiente vitamina C. Esta circunstancia, como veremos, constituye el origen mismo de enfermedades aparentemente no relacionadas entre sí como el cáncer, la aterosclerosis, la demencia, la inmunosupresión, y, claro está, las estrías de la piel.

Debe tenerse presente que el colágeno es la substancia estructural más importante en el organismo, sin la cual el cuerpo se desintegraría. Es quien provee la matriz ósea inicial y confiere a los huesos su flexibilidad y robustez posterior. Tomado en su conjunto, el colágeno es más de una cuarta parte de la materia corporal total, responsable de la reparación de los tejidos y de la suavidad de la piel, de lo cual se desprende que su mala calidad y progresiva pérdida/deshidratación origina las arrugas. Es su deterioro el que causa los horribles signos del *escorbuto*:[25] moretones, hemorragias, fracturas óseas con el más leve impacto, desprendimiento de los dientes, heridas que nunca sanan, infecciones incurables e infartos cerebrales que producen completa invalidez. Como se ve, a través del colágeno el ácido ascórbico está también íntimamente ligado al proceso de envejecimiento.

Como quizá ya hayas experimentado tú mismo, una rápida expansión de la piel, sea por preñez o por brusco aumento de masa muscular (o grasa), puede resultar desastrosa para la dermis –capa profunda de la piel- si no hay un constante aporte de ácido ascórbico. Debido a la rápida expansión de la piel, la velocidad a la que debe armarse el colágeno para crear nuevos tejidos se acelera bruscamente ocasionando un empobrecimiento o mala calidad del mismo. El resultado, por todos conocido, es una serie de microfracturas

---

[25] El escorbuto, la devastadora enfermedad de los marineros de antaño se debe a la falta de vitamina C. Sus síntomas incluyen: hemorragias de todas las mucosas, encías reblandecidas, extrema fragilidad de los huesos, derrames y moretones al menor impacto, infecciones incurables, heridas que no cicatrizan, caída severa del cabello, depresión profunda y finalmente, la muerte. **Gran parte de la población padece durante toda su vida una forma de escorbuto subclínico.**

estructurales irreversibles de la dermis. ¿Cómo evitarlas? Muy sencillo, tomando suplementos de por lo menos 1 gramo de ácido ascórbico tres veces por día de forma ininterrumpida a lo largo de los embarazos, los programas deportivos o de fitness, así como durante toda la pubertad, hasta que el "tsunami hormonal" termine su transformadora expansión.

Técnica de suplementación: 3 a 20 gramos por día, disueltos en agua.

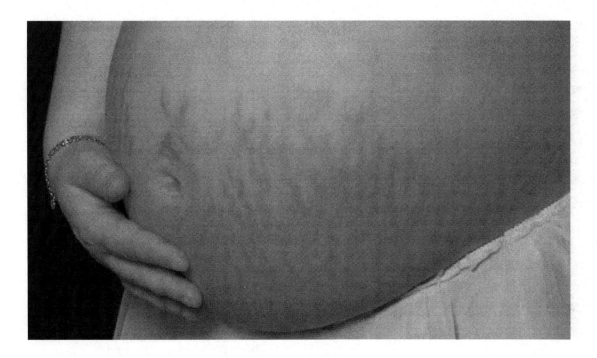

Fig.3 Sin suficiente ácido ascórbico, la calidad de nuestro "cemento celular", el colágeno, es muy pobre, con lo que el tejido conectivo es incapaz de seguir el paso a la expansión brusca de la piel del vientre, las mamas o los grandes músculos.

Llegado este punto debo aclarar de inmediato que la cantidad de vitamina C contenida en los alimentos es tan pequeña que solo sirve para evitar que una persona padezca escorbuto. Esto tiene ya de por sí una tremenda utilidad, y es ni más ni menos que su rol natural en la alimentación humana, ya que el escorbuto conduce, tras pocos meses, a la más horrorosa muerte. Pero sucede que, si quisiéramos replicar con alimentos la cantidad equivalente de ácido ascórbico que cualquier mamífero sintetiza por su propia cuenta en su hígado a diario (entre 5 y 15 gramos) deberíamos comer cerca de 200 naranjas, o 50 tomates y dos mazos de perejil, o bien 20 guayabas, cinco piñas, dos mazos de apio, etc. *cada día*, lo cual es impracticable por varias razones.

Para empezar, no solo semejante cantidad de comida es inasimilable sino que además contendría unas 24,000 calorías y pasaríamos más de 15 horas masticando...y otras tantas en el baño. Como ya discutimos en un libro previo –**Sexo, Drogas & Longevidad**- la razón de esta aparente desventaja de nuestra especie es que a la Naturaleza no le importa en lo absoluto el destino de ningún individuo dentro de una especie en particular. Son los rebaños, los cardúmenes, las bandadas, los enjambres, las manadas, en fin, los grupos, los que cuentan. La masa viva de todo un vasto conjunto de individuos. A un albañil no le importan ni la forma ni el estado particular de ningún grano de arena ya que todo lo que necesita es que la pila de arena que va a usar tenga un cierto rango de características físicas y químicas. De la misma forma, para el equilibrio ecológico general de la Biosfera, es totalmente irrelevante si un individuo tiene o no estrías, aterosclerosis o displasia precancerosa, siempre y cuando su cuadrilla o piara tenga, como un todo, suficiente vitalidad como para reproducirse exitosamente una y otra vez.

Dado que las fuerzas de preservación, selección natural y reproducción operan mecánicamente, pareciera como si la Naturaleza tuviera "intereses" propios relacionados con la preservación de la Biosfera en su totalidad (una exitosa transmisión de la información genética, el sostenimiento de los ecosistemas, etc.). Fuertes dinámicas biológicas y ecológicas han tendido a propiciar que los individuos de una especie tengan la vitalidad y salud reproductiva mínima indispensable como para engendrar descendencia. De hecho, en muchas especies el desove o incluso el mero acto de la fecundación van precedidos de la muerte inmediata del progenitor.[26]

Con excepción de la humana, casi ninguna otra especie vive más allá del término de su capacidad reproductiva. Es tan solo en tiempos recientes (50,000 AC) que nuestra especie ha conseguido vivir un tiempo suplementario tras terminar su ciclo reproductivo.[22] [27]

Los micronutrientes tienen un rol crucial como catalizadores biológicos, cuya eficacia declina en función de la edad fisiológica del sujeto. La eficacia de las vitaminas y oligoelementos obedece también – como todo lo demás en el universo- a la ley de los retornos

---

[26] *The evolution of prolonged life after reproduction.* Darren Croft. **Trends in Ecology & Evolution** [22] *Paleopathology at the Origins of Agriculture.*

[27] *Health as a crucial factor from hunting to developed farming in the eastern Mediterranean.* Cohen, Mark N.; Armelagos, George J.

decrecientes. Para quien ya pasó los treinta, aún los mejores alimentos naturales, incluso frescos y orgánicos, no traen las enormes cantidades de micronutrientes que serían necesarios para una súper-salud en las décadas post reproductivas. La razón es, sencillamente, que los productos de la Naturaleza no evolucionaron para ese cometido. Si se pretende conservar una verdadera súper-salud después de los 40, una adecuada ingeniería nutricional es imprescindible.

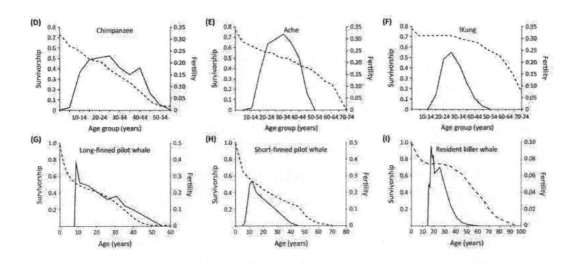

Fig.4 Con excepción de dos subespecies de ballena (H) y (I), los seres humanos son los únicos que sobreviven sustancialmente al término de la fase reproductiva. (E) y (F) muestran dos etnias humanas, los **Ache** y los **!Kung**.

¿Decepcionado? Piensa otra vez. La Evolución, o lo que sea que impulsó la aparición de formas de vida progresivamente más complejas e inteligentes, nos dotó de inteligencia y voluntad. Solo tenemos que usarlas para encontrar atajos a las indoblegables leyes naturales (combinando conocimiento y voluntad), recobrando el vigor más allá del cumplimiento de nuestro mandato biológico.

ADVERTENCIA.

Estimado lector, si bien el propósito de este libro es informar sobre importantes temas de la salud humana, y se describen por tanto algunas formas de terapia nutrifarmacológica, recuerda que la medicina es una disciplina compleja, y que el diagnóstico y tratamiento de las enfermedades debe ser confiado únicamente a profesionales de la salud. NO TE AUTOMEDIQUES.

En mi calidad de investigador independiente no puedo sino informar de los trabajos experimentales de nuestro Instituto, analizar la producción científica publicada por otros, y divulgar nuestras conclusiones sobre el potencial beneficio de su aplicación. Para acceder a un directorio de profesionales médicos, así como a documentación científica especializada por favor ve a:

www.terapiametabolica.com

Enfermedades infecciosas y la vitamina C.

En el Siglo XX, a pesar del avance de políticas de salud como la sanitización del agua corriente, las redes cloacales, vacunación, mayor acceso a servicios médicos y una urbanización racional, se registraron masivas epidemias responsables de millones de muertes. En medio de una continua migración a las ciudades, la grippe, la tuberculosis, la neumonía, la sífilis, la poliomielitis y el cólera, mataron en su conjunto a más seres humanos que las dos guerras mundiales de ese mismo periodo. Dado el exponencial incremento de la población, la crisis global de los sistemas de salud, y la continua declinación de la eficacia curativa de los antibióticos, la posibilidad de una próxima pandemia –de consecuencias análogas a las de la peste bubónica en el medioevo- desvelan a las autoridades sanitarias... y a nuestro equipo de investigación.

Todo el mundo ha oído ya acerca las temibles infecciones intrahospitalarias, llamadas también infecciones nosocomiales, que pueden adquirirse por contagio durante la internación en una clínica debido a una cepa de bacterias adaptadas, resistentes a todo fármaco conocido. Fruto de muchísimas generaciones que progresivamente se han ido haciendo inmunes, a dichas bacterias se las conoce como "supermicrobios". La inmunidad que estas exhiben es adquirida por presión selectiva de los diversos antibióticos con que se las fue tratando en los sucesivos pacientes a los cuales infectaron. Una fracción de esos microorganismos fue lo suficientemente apta como para sobrevivir al resto de su colonia tras la aplicación de un antibiótico en particular y, al reproducirse posteriormente, dio inicio a una nueva estirpe de bacterias, resistentes ya a dicho antibiótico. Este proceso de selección forzada puede continuar durante cientos de generaciones bacterianas bajo los rigores de diversas medicinas hasta que, en cierto punto, surge y prolifera un microorganismo inmune a toda medicación conocida.

Por supuesto que somos nosotros mismos los responsables de esta selección forzada de las bacterias. Solamente en EEUU se usan en humanos dos millones de kilogramos de antibióticos por año. El abuso de los antibióticos es tal que, por mencionar un ejemplo, si bien el 90% de las infecciones respiratorias altas son virales, en la casi totalidad de los casos se prescriben antibióticos... ¡que son absolutamente ineficaces contra un virus! Hay por ello una alarma creciente de que la eficacia de los antibióticos –en progresivo descenso ya desde los años ochenta- termine por dejarnos a merced de las modernos supermicrobios.

Existe incluso una escuela de pensamiento que postula que tales microorganismos indestructibles -y la pandemia, o epidemia global que generarían- son en verdad una herramienta reguladora de la Naturaleza. Según esta teoría, tal pandemia reguladora habrá de entrar en funcionamiento en aras de volver a equilibrar los ecosistemas que la especie humana viene colonizando devastadoramente. Después de todo, las guerras actuales son tan eficientes y rápidas que no sirven a los efectos de estabilizar el crecimiento exponencial de las poblaciones humanas. Como ejemplo, los saldos de bajas en campaña de las guerras actuales son ínfimos comparados con los de, digamos, la Segunda Guerra Mundial, que según estimados recientes totalizó unos 72 millones de fatalidades. Las pérdidas humanas en los conflictos bélicos de hoy tampoco se comparan con las muertes ocasionadas por cualquiera de las muchas epidemias que azotaban a la humanidad regularmente. Se sabe por ejemplo que la viruela mató alrededor de 400.000 europeos cada año a lo largo del siglo XVIII, incluyendo varios reyes. Sea como fuere, lo cierto es que no solo las bacterias sino también clásicos virus como el del dengue afectan constantemente a la población humana.

Por fortuna, las megadosis orales o endovenosas de la vitamina C (ya sea como ácido ascórbico o como ascorbato) pueden ser usadas para combatir las más diversas infecciones. La potencia bactericida y antiséptica del ácido ascórbico se conoce desde principios del siglo XX, pero las observaciones clínicas de este hecho se vieron opacadas por el descubrimiento de la penicilina, cuyo espectacular efecto generó tal aceptación a partir de 1950 que desvió toda la atención de los investigadores en esa dirección. Dado el uso excesivo, indiscriminado e impropio que hemos hecho de los antibióticos, y la progresiva resistencia que los gérmenes han desarrollado, es una gran cosa que tengamos a mano esta maravillosa substancia, la cual, además de ser un antimicrobiano "universal" puede usarse en muy grandes dosis sin efectos colaterales adversos.

La primera línea de defensa del organismo contra las infecciones es la piel, así como varios factores químicos de nuestra mucosa bucal, nasal, etc., pero una vez que las bacterias las penetran de una u otra forma, la próxima barrera defensiva de nuestro organismo está constituida por los leucocitos o células blancas. Cada vez que se detecta una infección bacteriana, una legión de leucocitos se moviliza desde la sangre al interior de los tejidos afectados. Una vez allí, estos soldados inmunológicos devoran y digieren a las bacterias invasoras. Este es el proceso por el que se forma una materia muy conocida por todos: pus.

La capacidad que poseen los leucocitos defensores de tragarse a las bacterias se basa en la fagocitosis, la cual tiene una enorme dependencia del ácido ascórbico, siendo que el número de bacterias que un macrófago, por ejemplo, es capaz de devorar, es directamente proporcional a la concentración de ácido ascórbico en sangre. En otras palabras, mientras más ascorbato (forma fisiológica de la vitamina C) circula por nuestro cuerpo, más potencia fagocítica tienen nuestras células defensoras. No resulta raro entonces que la falta de ácido ascórbico este siempre asociada a una debilidad inmunológica.

En dosis apropiadas, el ácido ascórbico es también un poderoso agente antiviral con capacidad para destruir una amplia variedad de virus sumamente peligrosos, desde la meningoencefalitis hasta el *herpes simplex*, pasando por el virus de la rabia, la poliomielitis y las virosis respiratorias de primavera. Existe también una concentración selectiva de vitamina C en las células blancas o leucocitos. Es decir, las células primarias del Sistema Inmune son capaces de concentrar dentro de sí hasta 80 veces el nivel de vitamina C del plasma sanguíneo. Esto asegura que -dado que los leucocitos viajan a través de la corriente sanguínea hasta la zona afectada- se produzca un aporte masivo de ácido ascórbico donde más falta hace.

Debe tenerse en cuenta que cuando nuestro organismo está bajo ataque microbiano, la cantidad de ascorbato necesaria para las funciones inmunológicas puede llegar a ser dramáticamente superiores (por un factor de 50 o más) a la cantidad de vitamina C que ordinariamente necesitamos. Dichas cantidades son siempre cambiantes y absolutamente individuales, lo que significara por ejemplo que, si bien hoy me basta con unos 6 gramos a lo largo del día para una salud óptima, mis necesidades celulares podrían multiplicarse bruscamente por diez si sufro una quemadura extensa o me contagio de mononucleosis infecciosa.

¿Qué beneficio puede tener en esta situación la vitamina C contenida en una naranja o la suplementación con ácido ascórbico en las minúsculas DDR (Dosis Diarias Recomendadas)? Casi ninguno. De hecho, una de las razones por las que se ha demorado tanto la aceptación de la terapia con "megadosis" de vitamina C, es que apenas uno de cada cinco ensayos clínicos con ácido ascórbico se realizó con dosis óptimas. En otras en palabras, el ochenta por ciento de las investigaciones se usaron cantidades *despreciables* de la substancia en cuestión, y por lo tanto los resultados fueron pobres o nulos.

La vitamina C como antibiótico y antiviral

Creciente evidencia científica muestra que la tuberculosis, la escarlatina, la fiebre reumática, la difteria y el tifus, históricamente asociados a una sostenida deficiencia de vitamina C en la alimentación, en particular hacia el final del invierno, cuando también ha declinado el nivel de vitamina D. Estudios epidemiológicos y nutricionales muestran la estrecha correlación de diversas plagas y "pestes" con periodos de dramática escasez de alimentos frescos, conteniendo vitamina C.

De nuestras propias investigaciones en el Ártico canadiense en torno a la dieta cetogénica y crudívora de los Inuit (Esquimales) surgió que, si bien la prevención de numerosas enfermedades contagiosas es posible mejorando el aporte dietario de vitamina C, una vez que la enfermedad logra instalarse en el organismo las cantidades de ácido ascórbico para erradicarla son ya de orden farmacológico. Con todo, una cantidad relativamente baja de ácido ascórbico (por ejemplo 3 gramos diarios) podrían servir -dependiendo de la edad, alimentación, clima, estrés, etc.- de considerable protección contra el catarro. Pero, si ya se ha instalado una neumonía, pueden ser necesarias aplicaciones de entre 50 y 100 gramos por vía endovenosa durante varios días para curarla.

Nuestra experiencia en Cuba y Panamá nos mostró, por otra parte, que en ausencia de ácido ascórbico puro de grado farmacológico, un modo de incorporar cierta cantidad terapéutica de vitamina C es tomar cada día el jugo de varios limones (*Citrus medica*)disuelto en abundante agua. En este caso, el rol más importante que cumple el limón es preventivo, pero puede significar la diferencia en la activación del Sistema Inmune.

*Nota: Casi todos los resfríos, catarros, dolores de garganta y la mayoría de las bronquitis son causados por virus, sobre los cuales un antibiótico no tiene ninguna influencia. En aquellas patologías en las que finalmente se decida usar un antibiótico cuya indicación sea adecuada e imprescindible, el tratamiento debe llevarse a cabo de modo íntegro (la totalidad de las dosis y la totalidad de los días) sin saltar ninguna toma ni interrumpirlo antes de su completa aplicación. Hacerlo a medias conduce –aun cuando la persona se deshaga de la enfermedad gracias a la acción de su propio Sistema Inmune- a una **erradicación parcial** de la colonia bacteriana causante del problema. Habiéndose facilitado así su adaptación y supervivencia estos microorganismos quedan en estado latente (como esporas) en algún sitio del entorno, esperando la llegada de un cuerpo propicio para prosperar nuevamente. Éstas bacterias sobrevivientes pasarán a sus descendientes sus rasgos genéticos resistentes, y no responderán favorablemente ante un ataque terapéutico futuro con el mismo antibiótico al que ya una vez sobrevivieron.*

Tabla de referencia para el uso clínico del ácido ascórbico (o ascorbato)

Enfermedad	Gramos en 24 hs	# de Dosis
Normal	de 4 a 15	3
Resfriado Ligero	de 20 a 40	6
Gripe	de 40 a 60	16
Mononucleosis	de 60 a 100	16
Neumonía Viral	de 80 a 150	10
Alergias ambientales	de 30 a 60	6
Quemaduras, Heridas, Cirugía	de 60 a 100	1 EV
Ejercicio, Stress	de 9 a 30	3
Cáncer	de 80 a 150	1EV
Espondilitis Anquilosante	de 40 a 60	3
Síndrome de Reiter	de 60 a 100	6
Artritis Reumatoide	de 40 a 60	3
Infecciones Bacterianas	de 30 a 200	1 EV
Hepatitis Infecciosa, Candida	de 30 a 100	10

Fig.5 Salvo en casos de hipersensibilidad intestinal al ácido ascórbico (¿deficiencia del transportador SVCT2?), las personas pueden tolerar una creciente cantidad de vitamina C oral en proporción directa a la gravedad de su enfermedad.

Algo realmente llamativo, y que resalta su enorme importancia inmunológica, es que no todos los tejidos del cuerpo tienen la misma concentración de vitamina C. Los niveles plasmáticos de ácido ascórbico en la población de Buenos Aires se distribuyen entre 0,5 y 1 mg/dL, sin embargo, la concentración de ascorbato intracelular en los leucocitos circulantes y otros tejidos del sistema Inmune pueden llegar a ser entre 10 y 100 veces más altas que las del plasma. Los neutrófilos acumulan normalmente vitamina C por medio del transportador dependiente de sodio 2 (SVCT2), pero incrementan masivamente su absorción cuando deben combatir microbios patógenos por medio de la liberación de radicales libres (ROS). Es en esos períodos críticos que absorben la forma oxidada de la vitamina C —el dehidroascorbato- usando entonces transportadores específicos de la familia GLUT. Resulta obvio que la acumulación de tales concentraciones de vitamina C indica que esta cumple funciones cruciales dentro de estas células, las cuales recién comenzamos a desentrañar. Desde hace ya más de setenta años incontables experiencias clínicas han evidenciado que el ácido ascórbico es un agente quimioterapéutico sumamente potente cuando se da en repetidas dosis masivas cada hora. La forma preferible es la inyección endovenosa, en especial cuando se trata de un cuadro agudo febril. Administrada de este modo, su efecto sobre un proceso infeccioso grave es equiparable al de los antibióticos, salvo por la completa ausencia de efectos colaterales tóxicos, disbiosis, etc. Desde combatir la *Klebsiella pneumoniae* en pacientes convalecientes de cáncer de vejiga, hasta la erradicación de focos sépticos post quirúrgicos, nuestra experiencia clínica en el centro de Terapia Metabólica ha sido invariablemente exitosa en el tratamiento de infecciones, septisemias y parasitosis, así como toda clase de enfermedades virales.

Desde mediados del Siglo XVIII, se observó que el jugo de limón podía prevenir el escorbuto en los marineros de la Armada Real Británica. Al principio se creía que su carácter ácido era responsable por la curación, pero productos como el vinagre, no mostraron el mismo poder. Ya en la era moderna, investigadores noruegos reportaron la presencia de un compuesto esencial para la vida distinto de aquel que prevenía el terrible berberi (niacina). El modelo animal con que hicieron este sorprendente descubrimiento no era otro que el novedoso Conejillo de Indias o cobayo (*Cavia porcellus*), susceptible de padecer escorbuto ya que, al igual que los humanos, tampoco es capaz de producir su propia vitamina C.

Efectos fisiológicos que hacen del ácido ascórbico un formidable "antibiótico" y "antivírico"

1. Aumenta la producción de interferón
2. Incrementa la potencia devoradora de los macrófagos.
3. Eleva la producción de citokinas, mediadoras intercelulares para orquestar la respuesta inmune.
4. Aumenta la proliferación de linfocitos T y B así como la respuesta inmune mediada-por-células.
5. Incrementa el óxido nítrico (NO) en las células fagocíticas.
6. Inhibe la neuroaminidasa, enzima usada por los microorganismos para evitar ser atrapados en el mucus que generamos como defensa.
7. Incrementa la producción y actividad de anticuerpos y complemento.
8. Estimula los T-killer, pequeñas células asesinas que atacan a los invasores (Ej. células tumorales) sin depender de anticuerpos.
9. Sube la síntesis de prostaglandinas, potentes mediadores internos.
10. Incrementa del AMP- cíclico.
11. Induce la producción de HO, que disuelve la cápsula de ciertas bacterias (neumococo) y de los virus con cubierta lipídica (herpes).
12. Neutraliza la histamina, evitando la reacción alérgica asociada.
13. Neutraliza los radicales libres que acompañan y favorecen a toda infección al agravar el estrés oxidativo y biológico.
14. Tiene efecto mucolítico, lo que permite que nuestros agentes defensivos penetren más fácilmente en la zona afectada, a la vez que alivia los síntomas del enfermo.

Si a todo esto se suma que los suplementos abundantes y frecuentes de ascorbato mejoran el efecto de las vacunas (cofactor inmunológico), a la vez que elimina los efectos colaterales de las mismas, cuesta trabajo entender como no es esta la substancia más recetada del planeta.

REFERENCIAS:

-Antibiotic resistance in the wild: an eco-evolutionary perspective. Philos Trans R SocLond B Biol Sci. Hiltunen T
-History of the Plague. Centers for Disease Control and Prevention.
-Vitamin C: a novel regulator of neutrophil extracellular trap formation. Mohammed BM. Nutrients.
-Reduced bactericidal activity in neutrophils from scorbutic animals and effect of ascorbate in vivo. Goldschmidt, MC. Am J ClinNutr.
-Effects of ascorbic acid on neutrophil function. Patrone, F; Dallegri, F. Acta VitaminolEnzymol
-Vitamin C, Infectious Diseases and Toxins. Levi.
-The Changing Landscape of Arctic Traditional Food. Environ Health Perspect. Tim Lougheed -Ascorbic acid recycling in human neutrophils. J. Biol. Chem. Levine, M.

Ascorbato en terapia metabólica del cáncer.

A primera vista, pareciera que eso que llamamos *cáncer* no es una sola enfermedad, sino muchas. En el fondo, las diversas clases de cánceres son manifestaciones de un único trastorno fundamental, común a todas: el enorme incremento de la glucólisis (hipermetabolismo fermentativo) aún en presencia de oxígeno. Al nivel biológico más profundo, es decir, al nivel de la biología molecular de la célula, esta perturbación del metabolismo conocida como *efecto Warburg* ha probado ser, el rasgo fenotípico universal del cáncer. Basado en estas peculiaridades bioenergéticas de los tejidos cancerosos, nuestro centro ha sido pionero en el desarrollo de una genuina Terapia Metabólica del Cáncer (TMC). No podemos, sin embargo, explorar en este libro los fascinantes avances en la biología tumoral y la oncología integrativa. Dado que se trata de un manual práctico abordaremos solo las propiedades anticancerosas específicas del ácido ascórbico y sus aplicaciones en el tratamiento integrativo del cáncer, obviando los otros aspectos, mucho más complejos, de nuestra TMC.

Hace ya décadas que se vienen acumulando evidencias clínicas de que la vitamina C tiene un fuerte y positivo efecto en las personas con cáncer. Todo investigador informado de los avances en medicina ortomolecular sabe esto perfectamente, lo cual genera un insalvable obstáculo ético a la hora de armar un grupo de control[28] para un

---

[28] Un grupo de **control** es un conjunto de sujetos (en este caso pacientes con cáncer) a los que no se los expone ni a la terapia que se está explorando ni a un placebo o falsa medicina. Para nuestros médicos investigadores, el grupo de control se arma espontáneamente con personas ya diagnosticadas que deciden no comenzar el programa anti-cáncer de Terapia Metabólica.

estudio con ácido ascórbico: los investigadores no pueden, por obvias razones humanitarias, privar a un grupo de pacientes del acceso a un tratamiento sabiendo de antemano (por clara evidencia empírica) que es potencialmente beneficioso. Lo que sí han podido hacer es emplear grandes cantidades de esta efectiva e inocua substancia para tratar a sus pacientes. Veamos pues las bases y, acto seguido, el formidable relato de las experiencias de Abraham Hoffer, MD.

Mucho antes de nuestros propios hallazgos e innovaciones en torno a un abordaje metabólico del cáncer con *análogos estructurales* de la glucosa (como el ascorbato), ya se tenía evidencia clínica de que la inyección de grandes cantidades de vitamina C era un útil e inocuo remedio para frenar las neoplasias. La siguiente lista describe algunos de los fundamentos para el uso del ácido ascórbico en el cáncer:

a. Es selectivamente tóxico para las células cancerosas.

Esto ha sido documentado con gran rigor y demostrado tanto *in vitro*, es decir en cultivos de laboratorio, como *in vivo*, en modelos animales y humanos. En nuestra opinión, fundada en una extensa experiencia clínica de más de 19,000 aplicaciones de nuestro protocolo MIVAS™, el ascorbato endovenoso efectivamente es capaz de poner en remisión e incluso eliminar totalmente varios tipos de cáncer.[29]

b. Inhibe la neo-angiogénesis, frenando el crecimiento tumoral.

Mi amiga Nina Mikirova, uno de los científicos originales del programa espacial Soyuz-Apolo, demostró que al ácido ascórbico es capaz de inhibir la angiogénesis (crecimiento de nuevos vasos sanguíneos que alimentan al tumor).[30] Este hecho es de extrema importancia y será explicado en detalle más adelante. Altas concentraciones de ácido ascórbico sensibilizan a las células cancerosas para que obedezcan las señales de células vecinas sanas y paren de replicarse. En esencia, las megadosis de ascorbato pueden llegar a inhibir el crecimiento tumoral.

c. Es un poderoso agente detoxificante.

---

[29] **MIVAS™**, es el acrónimo de: *Megadose Intravenous Apoptotic System™* nombre que describe nuestro método endovenoso de abordaje del cáncer.

[30] *Anti-angiogenic effect of high doses of ascorbic acid* J Transl Med. Nina A Mikirova

De hecho, en dosis farmacológicas, la vitamina C es uno de los más poderosos antídotos conocidos. Irónicamente, una endovenosa de 50 gramos de ascorbato puede anular de inmediato el efecto de un tratamiento estético con *botox* aplicado el día anterior. En el caso del cáncer, la enorme importancia de esto estriba en que su tratamiento más común, la quimioterapia, tiene devastadores efectos sobre el paciente, lo cual limita mucho su uso terapéutico. Sin embargo, empleando el protocolo quimio-metabólico diseñado en nuestro centro, se incrementan sinérgicamente los efectos antimitóticos de la quimioterapia, a la vez que se contrarrestan sus efectos tóxicos, lo cual permite una aplicación mucho más eficaz y segura.[31] Hay creciente evidencia de que, en términos de sobrevida, envenenar sistémicamente al organismo del hospedero probablemente sea un carísimo error. Por el momento, para aquellas personas que ya han decidido someterse a la terapia con drogas duras nuestro equipo médico diseña un programa quimio-metabólico destinado a elevar el **índice terapéutico** de los fármacos empleados.

d. Estimula el sistema inmunológico-

Como se explicó en el capítulo anterior, el ácido ascórbico tiene un marcado efecto sobre el Sistema inmune. Esto se logra por varias vías, la más estudiada de ellas es su incremento de la capacidad fagocítica de los macrófagos y otras células defensivas de la sangre.[37]

e. Detiene la degradación del colágeno y la substancia conectiva.

La suplementación sostenida con ácido ascórbico detiene la tremenda degradación de la proteína más abundante de nuestro organismo –el colágeno- imprescindible para la integridad y firmeza de los tejidos y de la membrana basal de los epitelios, dificultando así la metástasis o invasión tumoral. Esto puede objetivarse rápidamente por la caída en la excreción de hidroxiprolina en orina.

f. Inhibe las MMPs (hialuronidasa) segregada por ciertos tumores.

Algunos tumores –al igual que ciertas bacterias- segregan una o varias enzimas proteolíticas de este grupo para facilitar su penetración en los tejidos circundantes. Las MMP (Matrix Metaloproteinases) son una familia de enzimas que degradan la matrix extracelular que da

---

[31] *Terapia Metabólica del Cáncer.* **cuartavía**ediciones **Prieto Gratacós, E.** [37] *Immune system enhancement.* (Cathcart. 1981)

cohesión a los tejidos. El nombre genérico inicial que se le dio a este grupo fue "hialuronidasa". El ácido hialurónico es importante porque confiere cohesión y unidad a los tejidos conectivos o de sostén, y cuando dicha(s) enzima(s) (en particular la MMP-9) lo disuelve la colonización invasiva del cáncer se hace más fácil.

Esta inolvidable persona, el querido doctor Abraham Hoffer, psiquiatra canadiense considerado el padre de la medicina ortomolecular, fue un pionero en la mitad del Siglo XX en el uso micronutrientes específicos para el tratamiento del cáncer. Un breve y ameno ensayo suyo inspiró a varios de nosotros, más de veinte años atrás, a investigar estas rutas. Leámoslo:

Procedimiento Clínico en Tratamiento de Pacientes Terminales con Vitamina C.
Por Abram Hoffer, M.D, Ph. D.

"Déjenme decirles lo que no soy. No soy Oncólogo, no soy Patólogo, no soy Clínico... soy Psiquiatra. Por tanto usted se preguntará qué hace un psiquiatra metiéndose con el cáncer. Creo que es una pregunta legítima así que me gustaría contarles brevemente cómo me introduje en este campo tan interesante".

"En 1951, me nombraron director de investigaciones psiquiátricas del Departamento de Salud de la provincia de Saskatchewan. Realmente no hallaba qué hacer. Tenía una gran ventaja, pienso, sobre mis colegas: no sabía nada de psiquiatría. Usted se podrá reír pero eso era muy importante porque no tenía a nadie que pudiera decirme qué camino no tomar. El problema más importante por aquella época eran las esquizofrenias (aún hoy ocupan la mitad de las camas en los hospitales y todavía no tenemos un tratamiento efectivo). El Dr. Humphrey Osmond y yo comenzamos a investigar la esquizofrenia. Desarrollamos la hipótesis de que quienes padecen esquizofrenia producen un compuesto químico tóxico a partir de la adrenalina: el adrenocromo. El adrenocromo es un alucinógeno que –nosotros sospechábamos- producía toxemia, en el sentido de que operaba sobre el cerebro en la misma forma que el LSD. Esa era nuestra hipótesis".

"Sabíamos que la mayoría de las hipótesis terminan siendo erróneas. No creímos que fuéramos a estar en lo cierto pero sentíamos, dado que no teníamos otra opción, teníamos que trabajar con ella si queríamos desarrollar un tratamiento para nuestros pacientes esquizofrénicos. Era la época previa a los tranquilizantes. No teníamos ningún tratamiento efectivo. Se empleaba por entonces el tratamiento de electroshock que ayudaba solo temporalmente, y el coma insulínico estaba pasando de moda. El adrenocromo surge de la adrenalina así que pensamos que si podíamos hacer algo para cortar la producción de adrenalina a la vez que prevenir la oxidación de dicha adrenalina en adrenocromo, quizá tendríamos entonces un tratamiento para nuestros pacientes. Esto nos hizo mirar inmediatamente a dos agentes químicos muy de cerca. Uno se llama ácido nicotínico o vitamina B3. Se sabe que la vitamina B3 es un aceptor de metilo, por lo cual, al vaciar el cuerpo de sus grupos metilo disminuye la conversión de noradrenalina en adrenalina, lo cual sería de ayuda. En

segundo lugar, queríamos usar la vitamina C como antioxidante. Mirando hacia atrás parece que nos hubiéramos adelantado unos 30 o 40 años a las teorías sobre antioxidantes. Queríamos disminuir la oxidación de adrenalina en adrenocromo. La vitamina C lo hace pero no muy eficientemente, y eso atrajo nuestra atención hacia la vitamina B-3. Yo tenía la ventaja de haber obtenido mi doctorado de la Universidad de Minnesota en vitaminas, por lo que conocía bien este terreno. Es así que comenzamos el trabajo con estos dos compuestos." ¿Por qué comenzamos a trabajar con el cáncer? Teníamos mucha curiosidad acerca de lo que estos compuestos eran realmente capaces de hacer. Recuerdo que en 1952 cuando trabajaba como residente en psiquiatría en el ala Munroe, que era parte del Hospital General de Regina, una mujer cuyo cáncer de mama había sido operado fue admitido en nuestro pabellón. Estaba en estado psicótico. Esta pobre mujer había desarrollado una enorme lesión ulcerosa que no estaba sanando y se encontraba en un estado de delirio tóxico. Su psiquiatra decidió que le daría tratamiento electro convulsivo (electroshock), que era el único tratamiento disponible en aquella época. Yo, por mi parte, decidí que en vez de eso le daría vitamina C. Como director de investigaciones tenía la opción de abordar a los médicos y preguntarles si podía hacer esto con sus pacientes. Su doctor era amigo mío y me dijo "Si, puedes hacerlo" "Me abstendré del tratamiento con electroshock por tres días".

"Había pensado que le daría tres gramos diarios, que era la dosis usual de entonces, durante varias semanas, pero cuando solo me dijo que tendría tres días, decidí que eso no bastaba. Por tanto decidí darle un gramo por hora. Indiqué a las enfermeras que debían darle un gramo cada hora excepto cuando estaba durmiendo. Cuando se despertara se le daría la vitamina C que hubiera perdido. Comenzamos un sábado por la mañana y para cuando su doctor llegó el lunes a comenzar los electroshocks la paciente se encontraba mentalmente normal. Me interesaba saber si el ácido ascórbico habría tenido algún efecto terapéutico físico. Para nuestro asombro su lesión ulcerosa en el pecho había comenzado a sanar. Fue dada de alta en buen estado mental, teniendo aún su cáncer, del cual murió seis meses después. Esta fue una interesante observación que en aquel momento hice y la cual nunca olvidé"

"Hubo además otra raíz para mi interés. En 1959, nos dimos cuenta que la mayoría de los pacientes esquizofrénicos excretaban en su orina un elemento al cual llamábamos "factor malva", y que luego identificamos como **criptopirrol***. Yo andaba buscando la fuente de este particular factor en la orina, el cual sabíamos, la mayoría de los esquizofrénicos tenía. Si bien creíamos que las personas normales no lo tenían, nos interesaba saber cuántas personas que sufrían estrés si presentaban dicho factor.*

Así pues, lleve a cabo un estudio de los pacientes del Hospital Universitario que estaban en los pabellones de enfermedades físicas -incluido el cáncer- y, para mi sorpresa, hallé que la mitad de las personas con cáncer de pulmón también excretaba esa misma sustancia por la orina. En 1960 un muy famoso profesor de Saskatchewan se retiró y fue internado en el departamento psiquiátrico de nuestro hospital. Estaba también psicótico. Se le había diagnosticado un carcinoma bronquiogénico, al cual se le había hecho una biopsia, se lo había visualizado tanto en placas de rayos–X como a través del broncoscopio. Mientras sus médicos decidían que hacer, se volvió psicótico por lo que estos concluyeron que debía tener tumores secundarios en su cerebro.

Dado su psicótico no era ya operable, así que en lugar de esto le dieron radiación de cobalto (telecobaltotrapia). Esto no ayudó a la descompensación mental en lo más mínimo. Permaneció en nuestro pabellón cerca de dos meses, completamente psicótico, siendo puesto de inmediato en la lista de pacientes terminales. Al notar que estaba en nuestro pabellón, razoné que debía tener factor malva en la orina... y en efecto, nuestro análisis reveló enormes cantidades.

*Por entonces, ya había descubierto que si dábamos grandes cantidades de vitamina B3 junto con vitamina C a estos pacientes, **independientemente del diagnóstico que tuvieran**, estos tendían a ir muy bien. Comenzamos pues a darles tres gramos diarios de ácido nicotínico así como de ascórbico un viernes. El lunes se lo halló en estado normal. Pocos días después le dije, "¿Comprende usted que tiene cáncer?" A lo que respondió "Si, lo sé." Nosotros teníamos un trato amistoso porque yo había tratado por alcoholismo a su esposa algún tiempo atrás, así que le dije. "Si usted accede a tomar estas vitaminas mientras viva, yo se las proveeré sin costo alguno."*

En 1960, yo era el único médico en Canadá con acceso a grandes cantidades de vitamina C y niacina, las cuales eran distribuidas a través del dispensario de nuestro hospital. Él aceptó, lo cual significaba que debía venir todos los meses al hospital a buscar dos frascos de vitaminas. Yo estaba interesado únicamente en su estado psicológico, y ni siquiera esperaba que dicho tratamiento pudiera ayudarlo con su cáncer. No obstante, y para mi sorpresa, el paciente no murió. Pasados 12 meses de supervivencia, un día mientras almorzaba con el director de la clínica, que era amigo mío, le comenté, "¿Qué piensas de este hombre? A lo que replicó, "La verdad es que no comprendemos que ha pasado... ya no podemos localizar el tumor." Yo pensé que a continuación me iba a decir "¡Bien, qué bárbaro!", así que le pregunté "Bueno, ¿y cuál es tu reacción?" El director de la clínica me miró y dijo "Estamos empezando a creer que nuestro diagnóstico original fue equivocado... Este paciente falleció 30 meses después de que lo vi por vez primera, pero no de cáncer sino de un infarto coronario."

"He aquí otro caso muy interesante. Un par de años más tarde, una madre que yo había tratado antes por depresión volvió a verme. Una vez más estaba deprimida, dijo, pero esta vez porque su hija de 16 años le habían diagnosticado un sarcoma ontogénico en un brazo. Su cirujano recomendaba que le amputaran el brazo. Estando sumamente deprimida por esto le pregunté, "¿Cree usted que podríamos disuadir al cirujano para que no haga la amputación de inmediato?", y le conté la historia del señor con cáncer de pulmón. Poco después trajo a su hija y comenzamos a darle 3 gramos de niacinamida por día, más vitamina C, también 3 gramos. La muchacha tuvo una completa recuperación, sin que hiciera falta ninguna cirugía. Pero esta vez concluí que tal vez el factor terapéutico era la B3. La razón para esto era muy simple: me gustaba la vitamina B3 y no tenía demasiado interés en la C."

"Cuando me mude a Victoria, otro extraño suceso tuvo lugar. En 1979, una mujer desarrolló ictericia, y durante una cirugía exploratoria se le encontró un tumor de seis centímetros en la cabeza del páncreas. Los médicos estaban demasiado asustados como para hacer una biopsia, lo que aparentemente era un procedimiento estándar. Pensaban, correctamente, que la biopsia podría diseminar el tumor (lo cual suele hacer). El cirujano cerró y le sugirió al día siguiente que escribiera su testamento, explicando que tendría de tres a seis meses de vida a lo sumo. Pero esta

era una mujer muy fuerte, y había leído el libro de Norman Cousins **Anatomía de una Enfermedad,** *así que le dijo al médico "¡Al demonio con eso, yo no me voy a morir!" y comenzó a tomar vitamina C por su cuenta, a razón de 12 gramos por día. Cuando su doctor supo lo que estaba haciendo le pidió que viniera a verme, pues para entonces yo ya había sido identificado como "el doctor de las vitaminas". Comencé dándole 40 gramos de vitamina C por día, a lo cual agregue niacina, zinc y una preparación multivitamínica y multimineral. No volví a oír de ella en seis meses. Un domingo me llamó. Normalmente, cuando un paciente me llama un domingo es por malas noticias. Ella me dijo inmediatamente, "doctor Hoffer, ¡Buenas noticias! ¿Qué pasa, le pregunté? "Acaban de hacerme una tomografía computada y no pueden encontrar el tumor. No podían creerlo, pensaron que la maquina se había estropeado, así que repitieron la puerta... ¡y volvió a dar negativa!" Esta paciente se hizo su última tomografía en 1984 -ningún tumor- y continúa viva y con buena salud hasta hoy."*

"A estas alturas, ya sabía acerca del trabajo de los doctores Cameron y Pauling con la vitamina C, y comencé a darme cuenta que el factor terapéutico podría ser el ácido ascórbico más que la vitamina B3. La razón por la que quiero presentar cuatro casos es que quizá podría aducirse que estas fueron cuatro remisiones espontáneas. La cuestión es: ¿Cuántas remisiones espontáneas llega a ver un médico en su vida? Quizá esto no sea inusual, pero a mí sí me lo parece."

El último caso del que voy a dar detalles nació en 1908. Su padre murió de cáncer y su padre de un episodio coronario a los 80. Mi paciente había tenido un infarto coronario en 1969, y otro en 1977, seguido de un bypass coronario. En marzo de 1978 sintió súbitamente un dolor en su ingle izquierda que se irradiaba por la pierna. En Febrero del año siguiente le surgió un bulto en la ingle, y más tarde, severos dolores al moverse. En la cirugía se encontró un gran sarcoma, parte del cual se extrajo, pero quedó una masa del tamaño de una toronja. El tumor estaba corroyendo un ramo del hueso púbico. Concluyeron que el mismo no era radiosensitivo, por lo que se le administró radiación paliativa -4500 rads. Hacia el final de la terapia había desaparecido el dolor. Terminando el mes de mayo desarrolló una severa infección por estafilococo dorado, y hacia junio estaba deprimido por la enfermedad de su esposa que estaba muriendo de cáncer así como por su propia infección, ya crónica. Ahora el tumor era visible y palpable en su área ilíaca izquierda por encima de los ligamentos inguinales. En enero de 1980 me consultó por vez primera y le indique 12 gramos de vitamina C por día, así como 25 gramos por vía endovenosa dos veces por

semana. Le di además niacina, vitamina B6 y zinc para equilibrarlo todo. En abril, la masa tumoral había empezado a reducirse y el oncólogo escribió "Esto es interesante, debe tratarse de otra enfermedad..." En otras palabras, el paciente decía que la vitamina C lo estaba curando y el oncólogo respondía que no. Su doctor de cabecera puso una nota en la historia clínica: "Probablemente está respondiendo a la quimioterapia." Pero jamás había recibido quimioterapia. La infección había también desaparecido. En mayo de 1980, un aplaca de rayos-X mostró la reconstrucción del ramo púbico, y en julio me escribió para contarme cuan agradecido estaba de encontrarse tan bien. En 1988 volvió a la clínica por un cáncer recurrente de piel. Murió un año después, de enfermedad coronaria, a los 81 años."

"Mi consulta comenzó a crecer porque la primera paciente sintió que era su deber contarle a cuantas personas pudiera que había encontrado un tratamiento inocuo y efectivo para el cáncer. Ahora debo explicarle la naturaleza de mi consulta. Cada paciente que acude a mi consulta por su médico de cabecera o un especialista. Durante los primeros años los pacientes decían a sus médicos "Me han hecho otros tratamientos y me han dicho que no voy a mejorar. Podría por favor referirme al Dr. Hoffer." En los últimos años las cosas han cambiado y estoy recibiendo muchos más casos referidos por los médicos mismos. Estimo que un 80% de mis pacientes han fallado en responder a los tratamientos convencionales anteriores, incluidos la cirugía, la radiación y la quimioterapia. Usualmente la historia es que se les ha dicho en la clínica que no había más para hacer. La mayoría de ellos eran considerados terminales, si bien no todos. Veo entre tres y cinco casos nuevos de cáncer cada semana, todos los cuales han sido tratados antes por su propio doctor, su oncólogo o su cirujano. Lo que yo hago es aconsejarlos sobre la dieta y sobre los nutrientes que deberían tomar, Puedo ahora verlos en una etapa mucho más temprana de su enfermedad, lo cual pienso que es muy bueno ya que mientras más temprano los trato, mejores son los resultados."

"He aquí los resultados. Generalmente los pacientes están mucho más animados, sufren mucho menos y viven mucho más. Algunos años atrás, en una reunión con Linus Pauling, le comenté que estaba empezando a ver el impacto de agregar grandes dosis de vitamina C al programa de los enfermos. El doctor Pauling me impulsó a trabajar más sobre ello, a hacer una investigación realmente cuidadosa y prepararla para su publicación, lo cual hice. Examine a cada paciente que me llegó entre 1978 y 1988 y les hice seguimiento hasta enero de 1990. No le perdí el rastro ni a uno solo. Habiendo fechado la primera consulta como "día cero", la única variable que quería evaluar era la supervivencia. Quería datos sólidos, algo que fuera indiscutible. No quería andar diciendo que los pacientes estaban mejor o no mejor porque esos eran términos subjetivos. Los 134 casos se dividieron en dos grupos, lo cual no fue mi intención original ya que traté a todos del mismo modo, no planeé un estudio prospectivo "a doble ciego". Lo que sí planeé, e hice, fue aconsejar a cada paciente lo que pensaba que deberían hacer en términos de su cáncer. Nunca les aconsejé acerca de la quimioterapia, radioterapia o cirugía. No obstante, de esos 134 hubo 33 que no pudieron o no quisieron seguir el programa. Con la quimioterapia, por ejemplo, algunos tenían tales náuseas que no podían retener nada de lo que comían, y en tal caso no tenía ningún sentido que tomaran ninguna vitamina. Otros simplemente no creyeron en el programa."

"He encontrado que las personas deben permanecer en el programa por lo menos durante dos meses antes de ver verdaderos resultados. Estos fueron mis pseudo controles. No constituyen verdaderamente un control "a doble ciego", pero es un grupo que permite estimar que clase de pacientes estaba tratando. Los otros 101 pacientes si se mantuvieron en el programa por lo menos durante dos meses. Habiéndome animado Linus Pauling, les hice seguimiento a todos. En primer lugar contacté a sus doctores, luego a los pacientes que aún seguía con vida. Contacté también a sus familias y obtuve sus estudios oncológicos. Tenía una historia clínica de cada paciente y me aseguré que les había ocurrido con exactitud. Los resultados *fueron analizados independientemente por Linus Pauling usando una nueva técnica estadística específica para analizar cohortes de personas con cáncer.[32]*

Los resultados fueron los siguientes: "Hubo 33 controles, los cuales sobrevivieron un promedio de 5.7 meses desde la fecha cero. Había dos cohortes de tratamiento: una compuesta de 40 mujeres con cáncer de mama, útero o cérvix. La segunda, compuesta de 61 personas tenía otra clase de cánceres. Ambas fueron divididas en dos grupos. El primero tenia a quienes tuvieron una respuesta pobre, aquellos a los que no les fue bien, y vivieron en promedio 10 meses, casi el doble que los del grupo de control. El resto, los de buena respuesta, fueron a su vez dividido en dos grupos: el grupo femenino sobrevivió un promedio de 122 meses y el otro grupo 72 meses. Creo que eso es muy significativo. Había una tremenda diferencia entre los índices de supervivencia. Hoy, todas las personas de grupo de control ya han muerto pero el 50% del grupo tratado vive aún. El año pasado hice otra averiguación y del grupo restante solo tres más habían muerto. No todas las muertes pueden ser atribuidas al cáncer puesto que se trata de una población con edades entre 60 y 80 años, por lo cual habrán de morir de otras causas también. Esto fue publicado en el **Journal of Orthomolecular Medicine***, Volumen 5, Pág. 143, 1990.*

"Primero que todo, como aclaré ya, no interferí con el tratamiento indicado por los oncólogos. Estos pacientes fueron tratados por sus propios médicos primeramente (y en algunos pocos casos, concomitantemente) y yo colaboré con dicho tratamiento todo el tiempo. Nadie puede decir que privé a estos pacientes de tener la mejor quimioterapia, cirugía o quimioterapia. Lo que yo hice fue tratar de mejorar su salud en general, fortalecer su sistema inmune para que pudieran enfrentarse exitosamente a su padecimiento. Muchos de ellos estaban deprimidos cuando vinieron a verme, y lo primero que he hecho es tratar de infundirles un poco de esperanza. Creo que no hay mucho médicos en la especialidad de oncología que comprendan la absoluta importancia de la esperanza."

"Déjenme darles aún otro caso. Una mujer vino a verme con cáncer de mama. No quería someterse a ninguna cirugía así es que había tomado una gran cantidad de nutrientes, incluyendo 500,000 IU de vitamina A por día. No le iba nada bien, la masa tumoral se había abierto, estaba ulcerada y en un terrible estado. Cuando vino a verme (sumamente deprimida) me dijo, "Doctor Hoffer, usted es mi última esperanza." ¿Por qué dice eso? "Porque la semana pasada, en la consulta del médico de mi familia, le pregunté, ¿Cuándo debo venir otra vez? Pero no quiso darme otro turno porque, en su opinión, yo estaría muerta en una semana."

"¡Vaya que eso es negativo!" La esperanza es muy importante. Las personas deben desear vivir. Quizá les extrañe saber que algunas personas, cuando se les informa que tiene cáncer se sienten aliviadas porque ahora ya no están obligadas a vivir mucho tiempo más. Realmente están aliviados de irse. Así es que se debe comprobar la actitud del paciente. Aquellos que vinieron a verme por voluntad propia estuvieron, claro está, seleccionados: se seleccionaron a sí mismos. De modo que si tenían la actitud correcta, si querían vivir. Es necesario que si sean optimistas, y en verdad creo que si ayuda si la persona se ríe mucho."

---

[32] The Hardin Jones Principle for statistical analysis. BIOSTATISTICAL ANALYSIS OF MORTALITY DATA FOR COHORTS OF CÁNCER PATIENTS. Pauling, L. Proceedings National Academy Sciences.

"Lo primero es, por supuesto, la vitamina C. Estoy convencido de que la vitamina C es la substancia más importante que uno puede darle a una persona con cáncer. La dosis es variable. He observado que la mayoría de los pacientes pueden tomar 12 gramos de ácido ascórbico sin ninguna dificultad, ya sea la vitamina C pura en polvo (cristales) o en forma de ascorbato de sodio o calcio. Toman una cucharada 3 veces por día y, si surge diarrea, les pido que la vayan incrementando progresivamente hasta que eso ocurra. En la mayoría de los casos es deseable dar vitamina C endovenosa, y los médicos en Canadá están haciéndolo. La cantidad que se administra depende de la habilidad y disponibilidad del médico, no del paciente."

Abraham Hoffer MD, PhD.

Respuestas al tratamiento con dieta, ascorbato y otros nutrientes reportadas por varios centros.

Estos resultados *no describen* la respuesta a la Terapia Metabólica del Cáncer, mucho más avanzada. Como cualquier otra forma de tratamiento para el cáncer, la respuesta terapéutica fue variable en cada clínica, observándose, paradójicamente, las mejores respuestas en pacientes con enfermedad avanzada. En general, las respuestas terapéuticas son clasificadas por consenso de la siguiente manera:

Sin respuesta detectable (muy pocos).
Algún retardo en el crecimiento progresivo del tumor (muchos casos).
Oncostasis o detención (considerable número). Regresión
tumoral (pocos casos).
Necrosis tumoral aguda (muy rara, 1 x 10,000).

Una respuesta típica al ascorbato puede describirse de la siguiente manera: aumento de la sensación de bienestar, del vigor y del índice de performance de Karnovsky, visibles en cinco o siete días. Aunque originariamente se supuso que era una respuesta puramente subjetiva, se sabe actualmente que es objetiva y que se debe a la restauración a la

biosíntesis de carnitina endógena, siendo la carnitina la responsable de transportar triglicéridos a través de la membrana mitocondrial, donde son utilizados como combustible para la energía muscular.

Si hay presentes metástasis esqueléticas dolorosas, la reparación de la lesión erosiva podrá aliviar el dolor óseo, permitiendo que los opiáceos sean retirados sin síntomas de abstinencia. Las metástasis extendidas viscerales o esqueléticas están asociadas con una elevada excreción urinaria de hidroxiprolina (UHP), reflejo de la descomposición del colágeno. La terapia con ascorbato y el resto de las intervenciones metabólicas detiene la degradación de la matriz extracelular (MEC) generando una pronunciada y sostenida disminución del UHP.

Independientemente de los índices metabólicos específicos, la respuesta al tratamiento se reflejará también en cada caída del índice de sedimentación, y una caída en los títulos de cualquier marcador de proteína tumoral sérica (CEA, PSA, Ca-19.9, etc.) de estar presentes. Asimismo, los signos radiológicos de la buena respuesta obtenida incluyen una progresiva reversión de las metástasis osteolíticas de los huesos, a lesiones osteoscleróticas densas a lo largo de un período de meses. En casos favorables, la reabsorción de lesiones pleurales malignas y la reducción en el tamaño de metástasis pulmonares, hepáticas, cerebrales y mediastinales ha sido observada.

Fase de mantenimiento.

Una vez lograda la remisión, o bien la oncostasis, el ascorbato oral, debe continuarse indefinidamente para mantener la apropiada "velocidad de fuga", es decir, mantener una ventaja en el control de las células cancerosas que puedan permanecer viables liquidándolas por apoptosis a una velocidad mayor que la que estas tengan para reproducirse por mitosis. El paciente debe ser monitoreado cuidadosamente por lo menos una vez cada mes. El curso usual de los acontecimientos muestra que el paciente, en lugar de seguir declinando, entra en una meseta de estabilidad y con un relativo bienestar que puede continuar durante muchos meses, o hasta años. Lamentablemente algunas personas carecen de la perseverancia o la consciencia necesarias, terminando por descuidar la suplementación, lo cual tiene efectos muy negativos.

Ascorbato intracavitario.

Probablemente la condición más difícil de tratar en el cáncer sea la ascitis, una acumulación patológica de líquido en la cavidad abdominal, resultante de un bloqueo tumoral de los mecanismos normales de reabsorción. Soluciones isotónicas de ascorbato de sodio han sido instiladas en las cavidades peritoneales y pleurales después de una paracentesis en el caso de efusiones malignas. Se hizo evidente un beneficio en el sentido de la reducción de la tasa a la que se acumulaba la efusión, a pesar de lo cual esta impresión es difícil de demostrar sin controles. Al menos, la experiencia clínica ha demostrado que este procedimiento es poco doloroso y absolutamente seguro.

Acerca del "daño" renal.

Existe la creencia difundida en la profesión médica de que grandes ingestas de vitamina C pudiera ocasionar daño renal. Esta convicción deriva aparentemente de un estudio (de 1954) que mostraba que en algunos individuos (el 5% de los estudiados) ingestas de vitamina C por encima de los 4 gramos diarios resultaban en un incremento mensurable de los niveles de oxalato urinario. Esto, al menos en teoría conllevaba el riesgo de formación de cálculos renales. Existen dudas acerca de la especificidad del método de ensayo utilizado, concretamente que el oxalato resultara de una degradación *ex vivo* de la muestra, es decir, posterior a la micción. Estudios en individuos saludables que ingerían amplias cantidades de la vitamina durante años, han mostrado niveles plasmáticos urinarios de oxalato que se encuentran perfectamente en el rango normal. Ninguna instancia de esta complicación ha sido encontrada en más de 10,000 pacientes de cáncer tratados en conjunto por diversos autores, o en muchos otros pacientes que ingirieron importante cantidades de ascorbato a lo largo de años. El riesgo, si éste existe siquiera, debe ser extraordinariamente raro, y es superado con creces por los beneficios potenciales en los pacientes de cáncer.[33]

Crítica a las refutaciones.

Un requisito indispensable de todo experimento científico es que sea replicable, vale decir, susceptible de exacta repetición en otro momento y lugar, y a manos de otros investigadores. Los resultados de tal replicación experimental deben ser razonablemente semejantes. De igual modo, un intento de refutación del mismo sólo es valedero si se siguen <u>las mismas exactas condiciones </u>del protocolo original.

En la década de los ochenta la medicina institucional emprendió una refutación de los hallazgos clínicos de Cameron y Pauling (por razones claramente políticas, no científicas) pero replicando erróneamente el experimento. A saber: utilizando 10 gramos diarios del protocolo original, pero por vía oral. Como cualquiera que se tome el trabajo de estudiar un poco de farmacología sabe, replicar el efecto producido por 10 gramos de ácido ascórbico endovenoso requiere tomar dosis orales entre ocho y quince veces mayores! Tal procedimiento fue un error tan burdo es inconcebible en científicos capaces que, en nuestra opinión,

---

[33] Información adicional refutando la teoría de cálculos renales causados por vitamina, se puede encontrar en *The Vitamin C Connection* por Emanuel Cheraskin, y *How to Live longer and feel better* de Linus Pauling.

evidencia un total desconocimiento de la farmacocinética del ácido ascórbico (poco probable en investigadores de la Clínica Mayo) o bien la intención deliberada de desmeritar los resultados de la investigación original. Esto último resultó ser el caso.

El método de Pauling y Cameron, un protocolo elemental con vitamina C endovenosa, sin ninguna intervención metabólica asociada es fácilmente reproducible. Es más, en los últimos treinta años se lo ha replicado innumerables veces en todo el mundo en decenas de clínicas que han integrado oportunamente la medicina ortomolecular a los tratamientos convencionales y jamás generó ningún trastorno. Hoy día ya está ampliamente superado y se usan dosis de entre 100 y 200 gramos diarios por vía endovenosa con abundantes refuerzos orales a lo largo de varios meses o años si es preciso.

En el caso del protocolo de Cameron y Pauling, dado que su investigación se centraba en el rol del ácido ascórbico (ascorbato) es natural que no se desarrollara el uso de otras sustancias o técnicas. Pero eso no significa que un tratamiento deba restringirse a ello. De hecho, como se explicará en breve, existen varios elementos agonistas o reforzadores de las propiedades anticancerosas de la vitamina C, y más aún, elementos que, sin tener nada que ver con el ascorbato en sí, ayudan enormemente a combatir el cáncer por vías muy diferentes.

Cabe señalar que de no existir ninguna contraindicación ni antidotismo entre substancias o técnicas diversas de probada eficacia contra el cáncer, un programa verdaderamente holístico debe incluirlos a todos. Como ya es de sobra conocido, tras estudiar miles de casos, la conclusión de A. Hoffer, L. Pauling, H. Riordan, E. Cheraskin, R. Cathcart, I. Stone y nuestra propia conclusión, ha sido que el mejor tratamiento posible contra el cáncer es una combinación sinérgica, una integración de abordajes metabólicos, cirugía y fármacos inteligentes que bloqueen las enzimas críticas de la glucólisis y la gluconeogénesis, e impidan las metástasis.

Un nuevo paradigma.

Estos hallazgos tienen más de medio siglo. ¿Por qué las empresas farmacéuticas no se han interesado nunca en investigar ni promover ningún nutriente para el tratamiento masivo de enfermedades graves? La razón es esta: *ninguna vitamina, aminoácido u oligoelemento puede ser patentado, ni puede obtenerse una patente por la dieta cetogénica o el ayuno terapéutico,* por lo tanto nadie va a pasar por el costoso proceso de aprobación de una substancia con fines medicinales en la FDA (Administración de Alimentos y Drogas) si sabe de antemano que no tendrá el usufructo exclusivo de la substancia en cuestión. Por esta razón en la industria se les llama a los nutrientes "fármacos huérfanos." Si bien los científicos independientes descubren cada vez más cosas útiles sobre ellos, los médicos -en el difícil frente de batalla hospitalario- ignoran casi todo acerca del uso avanzado de vitaminas, minerales, etc. pues todo lo que alcanzan a ver es lo que les muestran las compañías farmacéuticas a través de los visitadores o APM.[34]

Ninguna empresa farmacéutica va a invertir cientos de millones de dólares para investigar, hacer aprobar y luego comercializar, un producto que no podrá proteger de la competencia con una patente. El resultado es una búsqueda permanente de nuevos fármacos (no necesariamente mejores) en sustitución de aquellos cuyas patentes están por expirar… y el consecuente desdeño de las poderosas y accesible soluciones que ofrece una terapia metabólica. Para tener idea del inmenso poder económico de esta industria introduce la siguiente **url** en el Google: **www.smartmoney.com/map-of-the-market/**

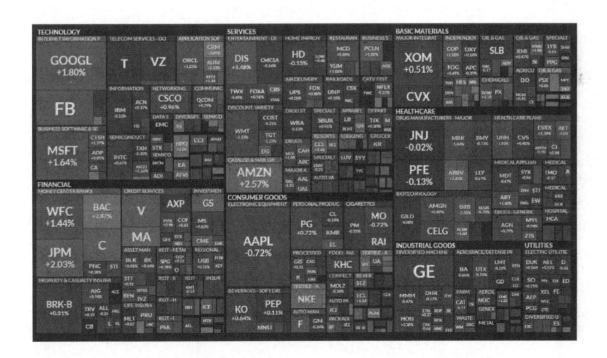

Fig.X El Mapa del Mercado representa las fundamentales compañías públicas (cuyas acciones cotizan en la bolsa de valores) agrupadas por diversos sectores. El sector de la salud, HEALTHCARE, se ubica en el tercio derecho del mapa, al centro.

---

[34] Agente de Propaganda Médica.

Este *mapa-del-mercado* muestra día a día cuánto valen las empresas relacionadas con la industria de la salud que cotizan en la bolsa de valores de Nueva York. Como verás, las diversas empresas (haz click en cualquier rectángulo para ver datos de cada compañía) están agrupadas en rectángulos mayores que representan una industria, ej. Energía, Finanzas, Transporte, etc. si comparas el grupo farmacéutico (dentro de *healthcare*) con el resto verá que es una porción enorme del capital total.

Solo la sumatoria de la capitalización de mercado[35] de las primeras 5 de esas compañías da la descomunal cifra de 1.037.873.000.000 de dólares (Diciembre, 2016). Se entiende entonces porqué, para proteger semejante flujo de ganancias, la industria farmacéutica invierte sistemáticamente enormes sumas en tratar de desacreditar la importancia de los nutrientes en la salud humana. De particular gravedad es el hecho que muchos funcionarios de la FDA sean simultáneamente accionistas de compañías farmacéuticas. Claramente, el enorme conflicto de intereses que esto plantea bastaría para invalidar su cargo, o bien su tenencia de acciones. La historia de estos fraudulentos ataques y ardides nada éticos está bien documentada pero no es el objeto de este libro. Así pues, seguiremos con el tema central que nos interesa.

Cantidad y continuidad, las dos claves del éxito.

El aspecto más importante en el tratamiento con ácido ascórbico de cualquier enfermedad es lograr una concentración *suficientemente alta* en el plasma sanguíneo y *mantenerla continuamente* en ese mismo nivel hasta la completa desaparición de la enfermedad. Esto último es mucho más fácil de decir que de hacer. Siendo soluble en agua, la vitamina C circula libremente por la sangre recorriendo todo el organismo y en su paso por los riñones se escapa del cuerpo a través de la orina. Sucede entonces que, si los riñones están sanos, su continua excreción por orina va reduciendo el nivel del suplemento en sangre - no importa cuán grande haya sido la cantidad inicial- hasta que aproximadamente a las cuatro horas se vuelve al estado basal, es decir, no queda nada del suplemento. Irónicamente, uno de los argumentos más comunes (y erróneos) en contra de tomar grandes cantidades de vitamina C es que "se escapa por la orina", implicando con ello que es

---

[35] La Capitalización de Mercado o *Market Cap* es una medida del valor de una empresa que se obtiene multiplicando el precio a que cotiza la acción (share price) por la cantidad de acciones emitidas. Las compañías son: Johnson, Novartis, Roche, Pfizer, Merck. **www.investingnews.com**

inútil tomar más de un gramo por día. En realidad este hecho es precisamente la razón por la que hay que tomar suplementos abundantes con regularidad y constancia.

En cuanto a la cantidad, debe comprenderse que la necesidad que tiene cada organismo es siempre cambiante, y más aún, que cada estado patológico requiere una cantidad diferente. Esto es, claro está, algo que nadie discutiría, al menos teóricamente.

Lo que sí resulta sorprendente en el caso del ácido ascórbico es la *magnitud* de la diferencia. Como se explicó en la tabla del Capítulo 4, para una persona razonablemente sana pueden ser suficientes (dependiendo de diversos factores como la edad, el clima, la contaminación ambiental, el estrés, etc.) unos pocos gramos al día quizá unos seis o nueve- distribuidos en tres tomas. En cambio, cuando esa misma persona contrae una enfermedad infecciosa, sufre un accidente, o desarrolla un cáncer, las cantidades necesarias de ácido ascórbico para matar el germen patógeno, neutralizar las toxinas, reparar los tejidos o matar a la colonia de células cancerosas pueden llegar a ser entre cinco a veinte veces mayores.

Esta es una característica especial y única del ácido ascórbico, que hace que el éxito de la terapia sea dosis-dependiente. En otras palabras, no se podrá llegar a curar ninguna enfermedad seria dando al paciente una cantidad sub-terapéutica de ácido ascórbico, no importa cuán grande nos parezca (subjetivamente) tal cantidad. ¿Cómo saber cuál es la dosis adecuada en cada caso? Por ensayo y error: **la dosis óptima oral de ácido ascórbico es aquella suficiente para producir una ligera diarrea.**

La técnica para averiguarla es entonces ir tomando cantidades progresivamente más grandes -respetando siempre el principio de distribución de las dosis a lo largo del día- hasta que aparecen signos intestinales. Llegado ese punto debe disminuirse un poco la cantidad hasta la dosis inmediata anterior. Por ejemplo: si se alcanzó la diarrea al octavo día de estar subiendo la dosis diariamente, se regresará a la dosis del séptimo día, que era sub-laxativa.

La necesidad de una concentración alta y estable de ácido ascórbico ha sido ilustrada claramente en los experimentos y en los ensayos clínicos. Se ha determinado *in vitro* que la concentración mínima necesaria para exterminar a todas y cada una de las células cancerosas de un tumor experimental relativamente delgado (de unas cuatro o cinco capas celulares) es de 3 miligramos por decilitro de medio de cultivo. Ahora bien, cuando se trata de un tumor sólido, grande y bien desarrollado la concentración necesaria es cercana a 120 miligramos por decilitro, esto equivale *in vivo* una cantidad de 40.000 miligramos (o sea 40 gramos) para un individuo de unos 70 kilos de peso. Las dificultades que entraña lograr semejante concentración de ascorbato en sangre son considerables, y en nuestra experiencia clínica, tales concentraciones sólo puedan ser alcanzadas por medio de inyecciones endovenosas de rápida administración. Precisamente uno de los grandes méritos del ácido lipóico y la vitamina K es que permiten lograr *el mismo efecto letal sobre las células cancerosas pero a concentraciones de ascorbato seis veces más bajas* (es decir, unos 7 gramos en el plasma sanguíneo) que sí pueden ser alcanzadas y sostenidas con suplementos orales a lo largo del día, por períodos prolongados de mantenimiento de meses o hasta años si es preciso.

Dicho sea de paso, esta acción sinérgica o potenciación es, en mi opinión, responsable del éxito marcadamente superior de programas anti cáncer como el del Dr. Abraham Hoffer, o el de nuestro querido amigo J.R. López (fundador del Laboratorio de Bioingeniería en la Ciudad de la Habana). Existe una regla bien definida para el uso terapéutico o metanutricional del ácido ascórbico.[36] Esta regla dice:

"La tolerancia intestinal al ácido ascórbico varía en relación directamente proporcional a la gravedad de la enfermedad".

Lo que esto significa es que mientras más grave sea la enfermedad o el trastorno fisiológico más necesidad tendrá el organismo de abundante vitamina C, por lo cual absorberá mucha más cantidad de dicha substancia desde el tracto intestinal. Una señal muy clara de que la enfermedad infecciosa ha comenzado a retroceder es la aparición de diarrea al ingerir una cantidad determinada que en días anteriores se toleraba sin síntomas intestinales. Del mismo modo, un signo común de la descompensación fisiológica o el agravamiento de una enfermedad es el estreñimiento, signo de que el organismo absorbió bruscamente todo el ascorbato disponible en el intestino.

---

[36] "Metanutricional" es un término que hemos propuesto para expresar que el uso que se le está dando a un nutriente en particular, persigue un efecto mucho más profundo que el de la mera prevención de una enfermedad carencial como la Pelagra (vit.B3), el *Beriberi* (vit B1), el Raquitismo (vit D), la Malformación del Tubo Neural (folato), o el Escorbuto (vit C).

> Nota: Una observación proveniente de nuestras experiencias con ascorbato en el tratamiento del cáncer, es que a aquellas personas a las que se les ha extirpado quirúrgicamente una sección del intestino (o sea, han sufrido una colectomía parcial), muestran signos de diarrea muy rápidamente con dosis relativamente bajas del suplemento. Lo que esto significa, es que al haberles quedado una superficie de absorción intestinal mucho menor que la normal, no llegan a asimilar desde el tracto todo el ácido ascórbico que necesitan sus células. Sus signos intestinales no deben tomarse, pues, como referencia de dosis óptimas, y el tratamiento deberá basarse primariamente en endovenosas frecuentes o en infusión continua. Es particularmente conveniente en tales casos el uso del *port-acath* que frecuentemente el paciente ya tiene instalado para sus aplicaciones de quimioterapia, aunque el uso de este recurso es delicado y debe llevarlo a cabo únicamente un profesional especialmente competente.

Referencias adicionales en la literatura científica relacionados con la vitamina C en el tratamiento del cáncer.

Para concluir, estimo útil agregar esta revisión bibliográfica adicional de publicaciones en revistas especializadas y rigor científico. Antes de publicar ningún trabajo, el comité editorial de toda revista de alto nivel somete el protocolo de la investigación que se pretende divulgar en un panel de evaluación. En este proceso, llamado *referato,* se determina si la investigación cumple con el adecuado rigor investigativo. En otras palabras, se asegura que los resultados que se informan provengan de una adecuada aplicación de la Metodología de Investigación Científica.

Estas referencias están destinadas fundamentalmente a naturópatas, médicos, quiroprácticos, etc. o bien a investigadores de otras áreas como la fisiología o la biología. Si tú no haces ninguna de esas cosas pero aun así deseas leerlas, ten paciencia, son un tanto áridas.

Finalmente me gustaría recomendarte el interesante y útil librito *"¿Qué es esa cosa llamada ciencia?"* de A.F. Chalmers y *"Cómo mentir con estadísticas"* de Darrell Huff.

En ellos se explican claramente los muchos malentendidos en torno a la ciencia así como los varios falsos argumentos con que diferentes grupos económicos han confundido y desinformado al público durante décadas.

Otras referencias:

-Epidemiological Evidence regarding Vitamin C and cancer. G.Block et al. American Journal of Clinical Nutrition.December 1991.

-Vitamin C Intake Influences the Bleomycim-induced Chromosome Damage assay:Implications for Detection of Cancer Suuusceptibility and Chromosome Breackge Syndromes-H.Pohl and J.A Reidy, Mutat Research, 224(2), October 1989, p.247-252.

-Natural Antioxidants as Inhibitors of Oxygen Species Induced Mutagenicity, M. Minunni, et al., Mutat Research, 269(2), October 1992,p. 193-200.

-**Orthomolecular psychiatry. Varying the concentrations of substances normally present in the human body may control mental disease"** (Pauling, L. C.)

-*Zinc, An Essential Trace Element. (Trivers E.R.) Commitee for World Health 1991.*

Health, Disease and the Enviroment. (Foster, H.F.) CRC Press 1992.

-*Healing Cancer.* (Hoffer,H. Pauling, LC)

-*Hystochemical determinations of copper, zinc and iron in pigmented nevi and melanoma" (Bedrick, A.E., Ramasamy, G.,) American Journal Dermopathol (1991).*

-*Serum tyrtace elements and Cu/Zn ratio in breast cancer patients. (Gupta, S.K.) Journal of Surgical Oncology.*

-*Nutrition and cancer. (Prasad, K.N.)1984-85 Yearbook of Nutritional Medicine.*

-*Serum trace elements and Cu/Zn ratio in breast cancer patients* Sanjeev K. Gupta, MS*, Vijay K. Shukla, MCh, Madho P. Vaidya, FRCS, Salil K. Roy, FRCS, Saroj Gupta, PhDDepartment of Surgery, Institute of Medical Sciences, Banaras Hindu University, Varanasi, India

-*Analysis of serum copper and zinc concentrations in cancer patients* Miłosława Zowczak[1], Maria Iskra[1], Lech Torliński[1] and Szczepan Cofta[2] Clinical Biochemistry, Karol Marcinkowski University of Medical Sciences, 6 Grunwaldzka Street, 60-780 Poznań, Poland

-*Studies of a mammalian enzyme system for producing evolutionary evidence in Man.* (STONE, I.) Amer. J. Phys. Anthrop. 3:83-85, 1965,

-*Hypoascorbemia, the genetic disease causing the human requirement for exogenous ascorbic acid.* (STONE, I.) Pers. Biol. Med. 10:133-134, 1966.

-*The early relatives of man* (SIMONS, E. L.:. Sc. Amer.) pp. 55, July 1964.

-*The Healing Factor. "Vitamin C" Against Disease.* STONE, I.: Grosset & Dunlap, Inc., New York

-*Evolution and the need for ascorbic acid.* (PAULING, L.) Proc. Nat. Acad. Sc. 67:1643-1648, 1970.

El extraño caso de la vitamina desaparecida.

Uno de los mitos de folklore médico convencional es el de la inutilidad de tomar más de un gramo de vitamina C diario porque el "exceso" se elimina de modo automático. Sabiendo por experiencia el profundo y positivo impacto del ácido ascórbico en la salud *y su correlación directa con la dosis empleada*, teorizamos hace unos años que dicho mito era, necesariamente, infundado. Es así que nos propusimos medir el ratio y las cantidades totales del *clearance* o eliminación de la vitamina C a través de la orina.

Como se muestra a continuación, tras tomar 5000 mg de la vitamina no se excretó por orina más que el 30% del suplemento en las 24 horas siguientes. Nuestro laboratorio, así como varios otros autores ya habíamos determinado que la concentración máxima del plasma se alcanza a los 60 minutos de la ingestión del suplemento, para volver a la línea base –o nivel inicial- a las cuatro horas aproximadamente. Sabemos pues que no está en la sangre, sabemos también –ya que lo medimos- que no se eliminó por la orina…. ¿A dónde diablos fue entonces? La lógica respuesta e "a donde más necesario es": al Sistema Nervioso Central, a las glándulas suprarrenales, a la retina, a los ovarios o testículos, al interior de los leucocitos (células blancas defensivas) y a la matriz (colágeno) del tejido conectivo. Bajo estas líneas reproducimos parcialmente nuestro ensayo.

EVIDENCIA CLÍNICA DE LA ASIMILACIÓN DE MEGADOSIS DE ÁCIDO ASCÓRBICO.

Puigmarti, M.E.; Prieto Gratacós, E. et al.
CeOC TransMedia, 2008.

Resumen: La farmacocinética del ácido ascórbico ha sido un elemento de disputa a lo largo de los años. Parte del folklore médico de la última mitad del siglo pasado es que las cantidades suplementales de vitamina C no deben sobrepasar 1 gramo diario porque el organismo es incapaz de retenerlo. Creciente evidencia muestra que el comportamiento del ácido ascórbico no respeta el supuesto umbral renal que presupone dicha hipótesis. En nuestro estudio, cinco sujetos sanos ingirieron 5 gramos de ácido ascórbico, luego se realizó la medición de: volumen, concentración de sus metabolitos en orina y cantidad total excretada. Los resultados demostraron que la excreción urinaria apenas supera el 30% de lo ingerido, a la vez que se tiene evidencia de que el organismo (todas las células, en especial los tejidos glandulares, leucocitos, hígado y el cristalino) almacena a contragradiente cantidades mayores de las que se encuentran en el plasma. Esta evidencia y otra clase de estudios anteriores sugieren que los suplementos de ácido ascórbico o sus sales (ascorbato) en dosis mayores a la Dosis Diaria Recomendada sí son absorbibles por el intestino del sujeto sano, y retenidos activamente por diversos tejidos del organismo.

Objetivos: Determinar la fracción de excreción renal del ácido ascórbico y establecer la fisibilidad de la suplementación con megadosis orales de este antioxidante.

Métodos: En un set de individuos sanos, tras la ingesta de cinco gramos (5,000 mg) de ácido ascórbico puro en polvo, de grado farmacológico, se realizó la medición del volumen de cada micción a lo largo de 24 horas, colectando los especímenes en un beaker graduado. La concentración de ácido ascórbico presente en la orina fue medida en cada caso mediante tiras reactivas C-Strip (VitaCheck®), y de ambos datos se extrapoló la cantidad total de la vitamina excretada.

Observaciones: Ninguno de los sujetos del estudio mostró discomfort ni signos de diarrea hiperosmolar. Los participantes eran médicos entrenados y con alto nivel de entusiasmo, con lo cual es improbable que se hayan perdido ocasiones de colectar íntegramente todas las orinas.

Sujeto 1

Volumen dL	Concentración	Cantidad gr.
5	50 mg/dl	0,25
10	40 mg/dl	0,40
10	35 mg/dl	0,35
10	35 mg/dl	0,35
6	20 mg/dl	0,12
7	10 mg/dl	0,07

Total eliminado: 1,540 mg

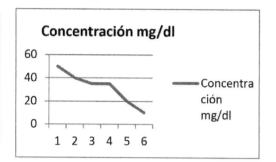

Sujeto 2

Volumen dL	Concentración	Cantidad gr.
1	60 mg/dl	0,06
2	100 mg/dl	0,18
2	100 mg/dl	0,2
5	50 mg/dl	0,25
3	50 mg/dl	0,15
2	20 mg/dl	0,04
1	50 mg/dl	0,05

Total eliminado: 0,930 mg

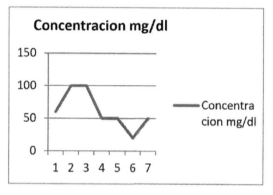

Sujeto 3

Volumen dl	Concentración	Cantidad gr.
2	120 mg/dl	0,24
3	120 mg/dl	0,36
2	100 mg/dl	0,2
1	100 mg/dl	0,1
2.5	100 mg/dl	0,25
3	80 mg/dl	0,24
2	30 mg/dl	0,06

Total eliminado: 1,450 mg

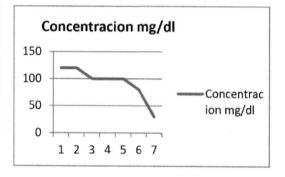

Sujeto 4

Volumen dl	Concentración	Cantidad gr.
2.1	120 mg/dl	0,25
2.2	60 mg/dl	0,13
2.1	35 mg/dl	0,07
1.8	80 mg/dl	0,14
2	90 mg/dl	0,18
1.5	80 mg/dl	0,12
1.5	90 mg/dl	0,14
1	90 mg/dl	0,09
1	30 mg/dl	0,03

Total eliminado: 1,150 mg

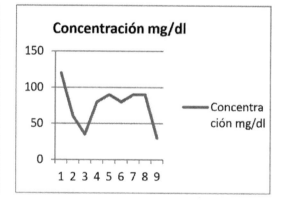

Fig.9 De manera sencilla e inequívoca, los gráficos de excreción urinaria del suplemento muestran un uniforme descenso en la "pérdida por orina." Evidencia proveniente de otros estudios hechos por nuestro grupo revelan la gran tasa de asimilación y conservación del ácido ascórbico en todas las especies con deleción o silenciamiento del gen codificante para la enzima gulonolactona oxidasa (GLO), y consecuente hipoascorbemia.

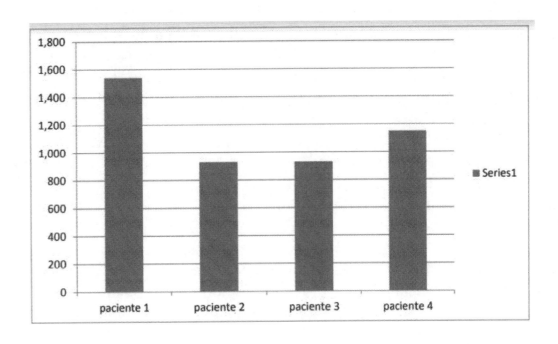

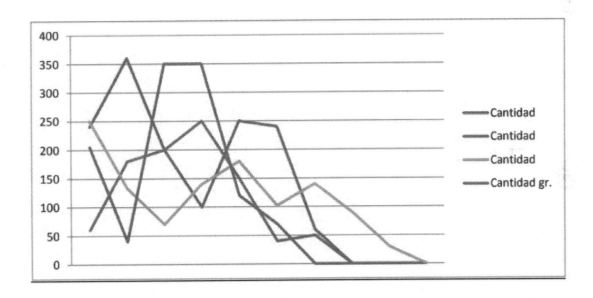

Fig.10 Las cantidades totales excretadas estuvieron entre 900 y 1500 miligramos. Las curvas individuales de la excreción urinaria de ácido ascórbico son más que elocuentes: en ninguna micción individual se excretó más de 360 miligramos, y la eliminación misma de ácido ascórbico cayó a cero mucho antes de las 24 hs. ¿A dónde fue toda la vitamina C no eliminada? Determinaciones accesorias revelan la acumulación selectiva del anión ascorbato en órganos y células específicas. En particular, las glándulas suprarrenales, el hígado, los fibroblastos y los leucocitos –en especial neutrófilos y macrófagos- acumulan cantidades que sobrepasan la concentración plasmática por dos órdenes de magnitud.

Casi por definición, el término "vitamina" lleva asociado la connotación de que es algo que puede cumplir su función fisiológica con apenas una pequeña cantidad. Nada es más inapropiado en el caso del ascorbato. Para poder comprender su vital importancia debemos comprender primero algunos aspectos químicos primarios. Al nivel más básico –subcelular- el organismo vivo se sostiene gracias al dinámico balance entre degradaciones oxidativas y síntesis reductivas, y a un flujo ordenado y continuo de electrones. Es así que la presencia de un compuesto con inmediata disponibilidad para cederlos es de enorme importancia para mantener la eficacia de dicho flujo vital que es la transferencia de electrones. No hay virtualmente ninguna enfermedad o trastorno fisiológico en que el ácido ascórbico (transformándose en dehidroascorbato) no pueda contribuir –a menudo decisivamente- si se lo suplementa en las concentraciones correctas.

Una de las funciones primordiales de la vitamina C en la fisiología animal es el mantenimiento de la homeostasis bajo situaciones de estrés. Mientras más estrés sufre un organismo, más ácido ascórbico sintetiza para equilibrar sus funciones internas. Pero sucede que, a diferencia de casi todos los demás animales, el *Homo sapiens* no puede sintetizar su propio ácido ascórbico en el hígado –el sitio donde el resto de los animales superiores lo fabrican- ni en el riñón –sitio de síntesis en los reptiles y las aves.

Las exploraciones terapéuticas iniciales de Hoffer, y los posteriores ensayos clínicos de Cameron/Pauling, seguidos del trabajo clínico de Riordan fueron el humilde origen del tratamiento del cáncer con ácido ascórbico. La extraordinaria importancia de este donante de electrones en el tratamiento de numerosas enfermedades ha sido pasada por alto debido a un problema conceptual (casi diría, un problema semántico). Alrededor de 1912, dos décadas antes de que el ácido ascórbico fuera aislado y caracterizado por el genial Albert Sent-Gyorgi, varios investigadores se dieron cuenta de que la falta de un desconocido factor dietario presente en los alimentos frescos, era la causa primaria del *escorbuto*. A este elusivo componente se le llamó vitamina C. Dado que apenas una porción de verduras crudas por día, es decir, tan solo unos miligramos, solucionaban dicha enfermedad dicha substancia se consideró –y aún se considera- una simple vitamina, teniendo por lo tanto la connotación de "elemento imprescindible para la vida, pero en minúsculas cantidades".

Más tarde se encontró que el residuo cristalino y fuertemente antioxidante bautizado ácido hexurónico, era en realidad aquella misteriosa vitamina C, y terminó denominándose (a-)scórbico, vale decir, que impide el *scorbutus* (escorbuto en latín). A pesar de comprender que el ascórbico y la vitamina C eran una misma substancia, el marco conceptual ya estaba dado, de manera que a pesar de sus formidables cualidades y el hecho de que el aspecto cuantitativo de su uso médico es fundamental (su efecto farmacológico es dosisdependiente) se lo siguió considerando únicamente una vitamina.

En su conjunto, importantes investigaciones de Irving Stone, Casimir Funk y Linus Pauling proveen abundante evidencia de que el sistema enzimático para la síntesis de ascorbato tuvo una temprana aparición en los seres vivos, comenzando incluso antes de la emergencia de los metazoos.[37] Ha sido posible rastrear la progresiva evolución de estos mecanismos bioquímicos intracelulares desde los peces, anfibios, reptiles y aves hasta, finalmente, los mamíferos.[38]

> **Nota:** La conclusión unánime de los investigadores es que poco después de la aparición de los primates ocurrió un cataclismo planetario que forzó la mutación del gen que codifica para la enzima hepática gulonolactona oxidasa (GLO), bloqueando completamente la capacidad de esta clase de animales de sintetizar su propio ascorbato a partir de la glucosa. Basándose en el contenido de ácido ascórbico de las plantas comestibles (crudas, capaces de aportar 2500 calorías) Linus Pauling calculó que el rango de vitamina C que los primates llegan a obtener por día es de entre 2,3 y 9,5 gramos. Pauling observa además que, mientras que el aporte de vitaminas del complejo B en 110 especies de plantas es solo unas cuatro veces la DDR (Dosis Diaria Recomendada), el aporte de vitamina C de la dieta de los primates es entre 35 a 158 veces más grande. La evidencia sugiere que esta mutación debe haber agregado un valor de supervivencia en la era arcaica, ya que le permitió al organismo del primate desembarazarse de la maquinaria molecular necesaria para la síntesis de ascorbato y derivar esa energía a otros procesos celulares. Los homínidos y el Hombre están en peligro, sin embargo, cuando su dieta ya no aporta la cantidad de ascorbato necesaria a lo largo del año.[39]

Los miembros actuales de la sub-orden *Anthropoidea* somos la progenie de aquellos primates que sufrieron la mutación. El genus *Homo* (tú y yo) acarreamos todavía el gen dormido que ha sido

---

[37] *The Healing Factor: "Vitamin C" Against Disease.* Irwin Stone.

[38] *Understanding evolution: origins of biochemical evidence.* Berkeley Edu

[39] *The Genetics of Vitamin C Loss in Vertebrates.* Current Genomics. Guy Drouin

responsable desde el Neolítico hasta ahora de más muertes, más enfermedad, mas miseria humana que cualquier otro factor aislado.[40]

Se ha establecido que, sin lugar a dudas, muchas plagas y epidemias sufridas por la Humanidad a través de la historia tienen una alta correlación con la deficiencia de vitamina C en la dieta.

El ácido ascórbico inactiva los virus por un mecanismo molecular que se comprende ya enteramente. Es quizá por esta vía que controla ciertos cánceres de la especie humana cuyo origen, se piensa, es una infección viral de larga data. Otro aspecto importantísimo es su poder detoxificante, que inactiva centenares de agentes tóxicos carcinogénicos que ingresan a nuestro organismo por vías diversas. Además de la acción neutralizadora directa sobre virus, toxinas y carcinógenos el ácido ascórbico incrementa por varias rutas definidas la eficacia de las defensas constitutivas del organismo. Varios mecanismos inmunológicos que involucran al ácido ascórbico han sido bien descritos.[41]

En nuestra opinión, el ácido ascórbico debe considerarse en realidad no una vitamina sino un metabolito hepático que deben producir todos los animales vertebrados. Debido a la deficiencia genética que hemos descrito y cuya causa precisa se desconoce, los *Homo sapiens* sufrimos permanentemente de una completa ausencia de la enzima hepática gulonolactona oxidasa (GLO), responsable del último paso de la fabricación fisiológica de ácido ascórbico.[42] Podría decirse incluso que el escorbuto no es una enfermedad carencial sino una enfermedad metabólica, de origen genético, que se resuelve suplementando el producto final –o metabolito- que falta. Estos conceptos de índole genética, aportan el fundamento para el uso de grandes dosis de ácido ascórbico tanto en la profilaxis como en el tratamiento de patologías muy diversas, particularmente el cáncer.

---

[40] *Germs, Guns and Steel: The Fates of Human Societies.* Diamond, J.

[41] *Vitamin C in Disease Prevention and Cure.* Indian J Clin Biochem Chambial, S

[42] *Biochemestry.* Lehninger, Newlson & Cox.

Ácido ascórbico en el tratamiento del SIDA.

Antes de empezar, y dado que aún existen serias controversias y "zonas oscuras" con referencia a las causas y condiciones agravantes de la plena expresión del SIDA (es decir, la manifestación de síntomas y signos propios de una completa inmunodepresión), me apresuro a aclararle al lector que, cualquiera que sea la escuela de pensamiento a que adscriba, el ácido ascórbico funciona igual de bien.[43]

Para no desviar la atención ni suscitar dudas pasaremos por alto toda discusión sobre la etiología de la enfermedad, y nos concentraremos, una vez más, en el uso práctico del ácido ascórbico.

Lo interesante en este caso es que el uso de vitamina C en dosis farmacológicas, no solo ha evidenciado inhibir la replicación viral, sino que reduce también marcadamente la incidencia de todas las infecciones oportunistas (particularmente la patología respiratoria

---

[43] Existe una escuela de pensamiento, liderada por el biólogo molecular Peter Duesberg y el bioquímico (ganador del Premio Nobel) Kary Mullis, cuya teoría de la etiología del SIDA desestima por completo la hipótesis de los retrovirus como el HIV. Según este grupo, la presencia o no de anticuerpos para el virus es incidental e irrelevante. La causa primaria de la inmunosupresión sería una combinación de intoxicación farmacológica crónica, malnutrición severa y agotamiento físico. **INVENTING THE AIDS VIRUS** Regnery USA ISBN 0-89526-470. **Peter H. Duesberg**.

causada por el *Pneumocystis carinii*) y trastornos secundarios como el Sarcoma de Kaposi, las parasitosis y los hongos.

Como era de esperar, las dosis necesarias para lograr estos efectos son considerablemente altas, del orden de los 80 a 150 gramos por día, distribuidos en 8 tomas. Como se ha venido explicando es poco probable que los casos verdaderamente graves de deterioro respondan satisfactoriamente a dosis orales. Además de que otras intervenciones anabolizantes y regeneradoras (STH, DHEA, testosterona) deben usarse simultáneamente. Cuando se usa la adecuada concentración continua de ascorbato todos los síntomas mejoran indefectiblemente, aún si un incremento en los linfocitos T-helper, encargados de coordinar la respuesta inmune celular.

Por las mismas razones expuestas en el capítulo sobre enfermedades infecciosas, cuando las reservas corporales de ácido ascórbico son agotadas debido a la gran demanda orgánica de antioxidantes y a la degradación acelerada del tejido conectivo, nuestro cuerpo queda desprovisto de este nutriente esencial. Como resultado, las funciones básicas de la vitamina C (regulación de la síntesis del colágeno, activación de las células defensivas, detoxificación, etc.) se ven afectadas. Como pasa con todas las otras enfermedades, también el SIDA agota las reservas corporales de ácido ascórbico. Mientras más grave sea el cuadro clínico más vitamina C quedará destruida en la batalla celular. Se sabe hoy, sin ninguna duda, que este agotamiento del ascorbato es el causante del marcado incremento en la susceptibilidad a infecciones secundarias en quienes padecen de SIDA. Una vez más, un padecimiento infeccioso crónico necesariamente conduce a un estado escorbútico (carencia total de vitamina C), y termina por precipitar un total colapso de la salud.

Toda enfermedad que produzca estrés oxidativo, es decir, que dañe al organismo debido a una masiva liberación de radicales libres, mejora dramáticamente con la aplicación de dosis metanutricionales de ácido ascórbico (más específicamente, ascorbato endovenoso).[44] El Síndrome de Inmuno-Deficiencia Adquirida, al igual que las infecciones severas, puede tratarse eficazmente al evitar la supresión inmunológica que generan los radicales libres. Nuestro Sistema Inmunológico es capaz entonces de hacer frente a los agentes patógenos de manera eficaz. Al

---

[44] (27)Los radicales libres de oxígeno(RL) son moléculas altamente inestables debido a que tienen un electrón no apareado en su último nivel orbital. Esto hace que tiendan a dañar cada molécula con la que tengan contacto en un proceso conocido por todos: la oxidación.

mismo tiempo, probablemente no hay ningún bactericida, fungicida o antivírico -¡tres por el precio de uno!- tan poderoso y a la vez tan inocuo como el ácido ascórbico, siempre y cuando se lo use en dosis farmacológicas.

En los estudios clínicos publicados es evidente que el ascorbato inhibe al virus del VIH más efectivamente que el AZT, que es la droga convencional usada para este propósito (si bien Duesberg y Mullis argüirían que inhibirlo es inútil).[45]

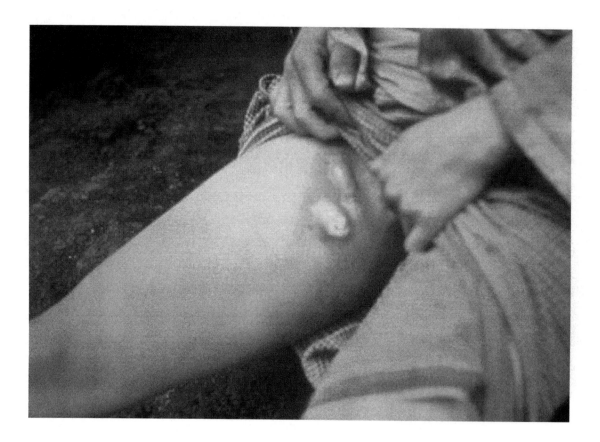

Fig.11 Las epidemias no son nada nuevo para la Humanidad. Proveniente del continente, la peste bubónica entró en Inglaterra en 1348, llegando a matar en dos años a más del 30% de la población. Que el ácido ascórbico sea tan eficaz como inocuo es particularmente relevante en los muchos casos -cada vez más abundantes- de personas con sensibilidad extrema a los medicamentos. Estas personas no toleran antibióticos, los cuales les causarían una severa reacción alérgica, llamada *anafilaxis*, potencialmente fatal.

Lo más interesante de este hallazgo es que, si bien la vitamina C inactiva este virus (y todos los otros), no causa sin embargo el grave daño a las células sanas que normalmente se produce con antivirales como el AZT. El modo de acción es en este caso indirecto, ya que la

---

[45] (28)Comparative Analysis of Ascorbate and AZT. (Harakeh, Jariwalla. 1994) Journal of Nutritional Medicine.

acción antiviral se logra inhibiendo a la *transcriptasa reversa*, enzima que usan los virus como parte del proceso de replicación. En suma, los efectos terapéuticos de la vitamina C parecen deberse en este caso a que es capaz de detener –o bien enlentecer considerablemente– la replicación de este virus.[46]

Es en este punto donde los científicos que enfatizan el rol tóxico de las drogas recreacionales, la malnutrición crónica y el *surmenage* como desencadenantes del colapso inmunológico piensan que no es lógico intoxicar el organismo aún más intentando inhibir la replicación viral, que de acuerdo con sus argumentos, simplemente no es la causa del Síndrome de Inmunodeficiencia Adquirida. El propio investigador Luc Montagnier, Premio Nobel por el co-descubrimiento del HIV, ha publicado recientemente la controversial declaración que este *no es causa suficiente* para el desarrollo de la enfermedad.[47] En cualquier caso, los efectos del ascorbato endovenoso son igualmente efectivos.

La vitamina C fortalece el Sistema Inmune.

El Sistema Inmune es un complejo conjunto de células, tejidos y mecanismos biológicos forjados a lo largo de la evolución y con la propiedad de contribuir a la integridad y preservación de los organismos. Existe considerable evidencia de que el ácido ascórbico es esencial en el funcionamiento del sistema Inmune. Cuando las bacterias o los virus penetran las defensas del cuerpo, son reconocidos de inmediato por el sistema de antígenos, y en respuesta a este reconocimiento se genera una masiva cantidad de anticuerpos.[48]

De las miríadas de "anticuerpos de memoria" que posee nuestro organismo, el que se selecciona en cada ocasión para su replicación masiva es aquel que puede reconocer y acto seguido neutralizar al agente invasor *du jour*. Pues bien, ha podido constatarse que la suplementación con megadosis de ácido ascórbico incrementa la liberación de anticuerpos a la sangre. El ascorbato incrementa la producción de tres clases de anticuerpo: las inmunoglobulinas G, A y M (denominadas IgG, IgA e IgM). Estos son los anticuerpos más asociados

---

[46] Comparative Analysis of Ascorbate and AZT. Journal of Nutritional Medicine. **Harakeh, Jariwalla.**

[47] *A critique of the Montagnier evidence for the HIV/AIDS hypothesis.* Med Hyp. **Papadopulos, E**

[48] *Primer to the Immune Response* Life Sciences **Mak, S.**

con la respuesta inmune. Notablemente, el ácido ascórbico no aumenta la liberación de Inmunoglobulina E (IgE) asociado a fuertes reacciones alérgicas y el asma bronquial.

Toda bacteria invasora es atacada y devorada por los leucocitos o células blancas. A la acción de englobar, tragar y digerir de este modo a una bacteria se le llamó *fagocitosis*. Este fenómeno depende de ciertas señales cruzadas entre el tejido afectado y los leucocitos (señalización redox) y es facilitado por la vitamina C. Es así que la escasez de ascorbato conduce a una supresión inmunológica.

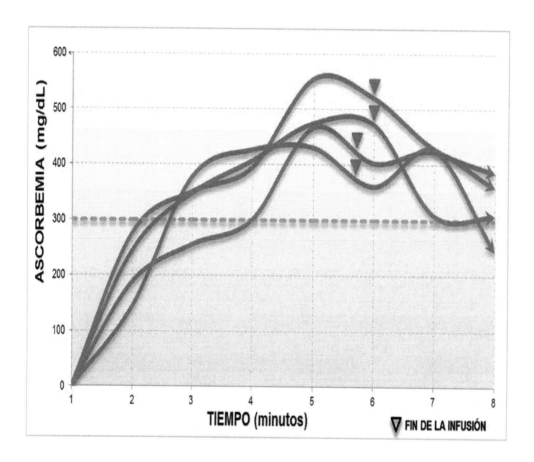

Fig.12 La concentración de ascorbato en sangre necesaria para tratar efectivamente las infecciones graves o complejas es realmente alta (>200 mg/dL), y aun mayores en el caso del cáncer. Esto requiere el uso de inyecciones endovenosas de 50, 100 o más gramos de ascorbato. En el Centro de Terapia Metabólica, nuestros médicos establecen experimentalmente la dosis y velocidad de infusión antes de diseñar el protocolo de tratamiento de cada paciente. La figura superior muestra las curvas de *ascorbemia* de varios pacientes, mientras que la página siguiente muestra dos de esos tests en detalle (los nombres de los pacientes han sido omitidos).

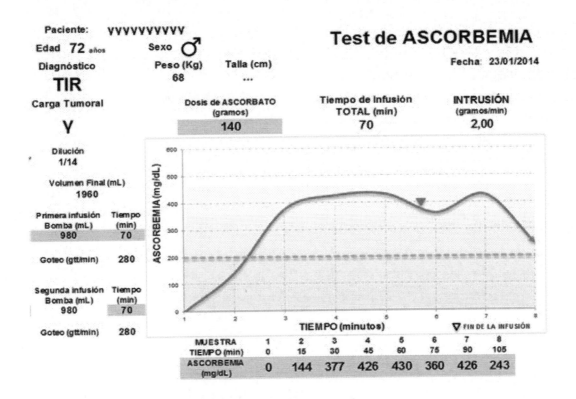

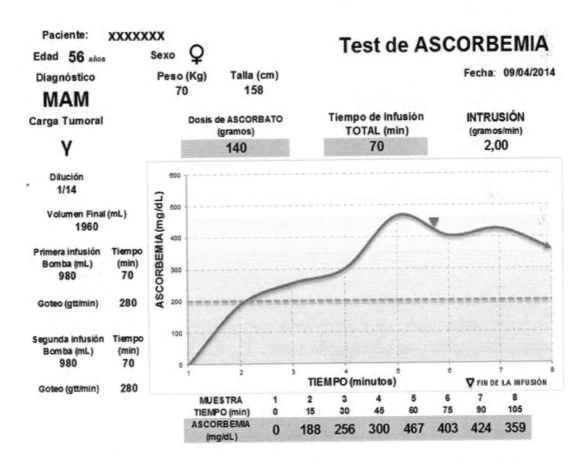

Fig13 Estos tests sirven al propósito de revelar la farmacodinamia (y farmacocinética) del binomio persona/fármaco. La información así obtenida es tenida en cuenta para el diseño del protocolo individual de tratamiento. Parámetros como la temperatura (fiebre o hipertermia terapéutica) son también cruciales para la eficacia de la respuesta inmune.

Otro componente del Sistema Inmune es un tipo de células llamadas *natural killers* (NK). A diferencia de otras células defensivas que deben obtener previamente información de las células CD4 ayudantes, las NK pueden reconocer y matar antígenos sin necesidad de "conferenciar" con otros componentes del Sistema Inmune. Actuando entonces por impulso propio, los linfocitos NK son capaces de eliminar virus, células cancerosas, bacterias y otras entidades invasoras.[49] [56]

Varios experimentos con grandes dosis de vitamina C muestran un incremento de la producción linfocítica tras una estimulación antigénica. En estos experimentos, una dosis de 5 gramos diarios duplicó su producción, una de 10 gramos la incrementó por un factor de tres, y una de 18 gramos la incrementó cuatro veces.[50]

Con grandes concentraciones de ascorbato los leucocitos (eosinófilos, basófilos, neutrófilos, etc.) se tornan más activos y capaces, viajando a los sitios de infección y/o inflamación más velozmente.[51] [52]

Las megadosis de ácido ascórbico incrementan también los niveles de interferón (molécula proteica producida por una célula durante una infección), y constituyen por tanto un eficaz tratamiento antiviral.

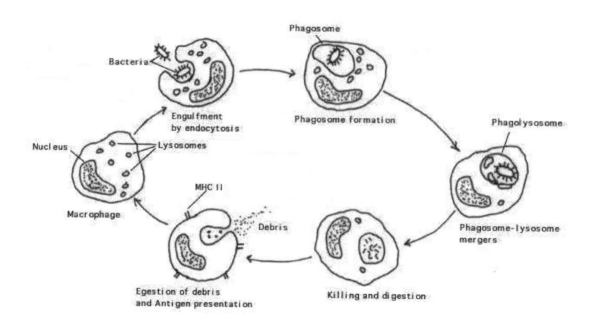

---

[49] Immunostimulation by Vitamin C. (Banic.1982) Int. Journal of Nutrition Researchs [56] Vitamins and Immunity (Nicoll 1993) Allerg Immunol.

[50] Vitamin C and the Immune Response. (1976)

[51] Mechanistic aspects of Ascorbate Inhibition of HIV. Harakeh. Chem Biol Inter.

[52] AIDS, a Second Opinion. (Null. 2002)

Los grandes devoradores de nuestro Sistema Inmune, los macrófagos, utilizan "armas químicas" basadas en radicales libres, en cuya modulación y control el ascorbato tiene un apreciable rol. La formación de pus proviene precisamente de la acumulación de macrófagos ya inactivos tras haber fagocitado muchas bacterias. Mientras viajan por la sangre, los precursores de dichos macrófagos se denominan monocitos, hasta que, respondiendo a ciertas señales del tejido que está siendo invadido por patogenos, desembarcan en una zona infectada para devorar a los invasores.

Terapia megavitamínica al rescate.

En relación con otros nutrientes algunos autores han observado que el constante esfuerzo de lidiar con gérmenes oportunistas depleta el organismo de reservas nutricionales. Además, una intensa replicación viral compite con los recursos para sintetizar la enzima *Glutation Peroxidasa*. Esta enzima es crucial en la neutralización de los radicales libres, vale decir, es un poderoso antioxidante celular.

Se piensa que, a medida que se replica el virus, este compite con el hospedero por los nutrientes necesarios para fabricar dicha enzima. Sea ésta o no la causa de depleción, lo cierto es que todas las personas con SIDA tienen niveles bajísimos en sangre de varios nutrientes muy importantes.

Los nutrientes o cofactores a que se hace referencia son: el Selenio (Se), la Glutamina, la Cisteína y el Triptófano. El resultado de este trastorno es una seria y progresiva deficiencia de dichos nutrientes. Como se ha establecido hace ya mucho tiempo la deficiencia de selenio genera depresión, disfunción tiroidea y finalmente un colapso del Sistema Inmunológico. Este oligoelemento (micronutriente) es indispensable para el adecuado funcionamiento de los linfocitos "T". Mejora también la capacidad defensiva de la persona contra toda clase de infecciones ya que interviene en la producción de interleukinas y la respuesta inmune originada por el Timo, glándula implicada en la capacitación de dichos linfocitos. La deficiencia de Triptófano –que es precursor dietario de la serotonina, un neuromodulador- genera trastornos de regulación circadiana; así como de la depleción de vitamina B3 o niacina causa dermatitis, diarrea, demencia y, finalmente muerte.

Por otro lado, la falta de cisteína incrementa la susceptibilidad a las infecciones y debilita la piel. La Glutamina por su parte juega un papel importante en el buen estado del tracto gastrointestinal y sus órganos asociados (hígado, páncreas, vesícula) dado que es vital para sus células, llamadas enterocitos. Estas células forman el recubrimiento de las vellosidades intestinales y tienen enormes requerimientos nutricionales (de hecho son las células que más rápidamente se dividen en el cuerpo) los cuales son satisfechos gracias a la glutamina, que ellos degradan para formar Glutamato, que a su vez da lugar al ATP, portador final o moneda corriente de la energía celular. Resumamos: sin Glutamina los enterocitos no son felices, y sin ellos, no es posible una adecuada absorción de nutrientes con los que sobrevienen diarreas, malnutrición e inmunosupresión.

Por todo lo expuesto hasta aquí es evidente que estas deficiencias nutricionales descritas engendran serios problemas fisiológicos. En semejantes condiciones no hay nada que impida que prácticamente cualquier agente patógeno infecte al paciente, y eso, estimado lector, es precisamente el SIDA.

Protocolo sugerido de tratamiento con megadosis de vitamina C.

El principio general a seguir en el tratamiento con ácido ascórbico del Síndrome de Inmunodeficiencia Adquirida es esencialmente el mismo que venimos describiendo a lo largo del libro: Tomar cuanta vitamina C pura sea posible a lo largo del día en una dosis tal que *casi* produzca diarrea.

Como en cualquier otro caso, a medida que se va mejorando el estado del paciente se advierte una disminución de la tolerancia intestinal al ácido ascórbico, lo que significa que mientras más saludable vaya estando la persona menor cantidad de ácido ascórbico será necesaria para inducir síntomas intestinales. Esta regla no aplica n el uso endovenoso de la vitamina C. Cuando se encuentra que es necesario usar ascorbato endovenoso porque la toxicidad del cuadro excede la capacidad del paciente de tomar cantidades adecuadas de ácido ascórbico (debido el elevado nivel de radicales libres creado por las infecciones secundarias) debe usarse una dosis –y modo de administración- potente.

Para casos muy graves la infusión debe hacerse a lo largo de por lo menos tres horas. Cuando se está tratando pacientes graves (con citomegalovirus, neumonía, herpes diseminado, Pneumocystis carinii, Púrpura trombocitopénica idiopática o linfadenopatía pueden llegar a ser necesarios hasta tres sueros diarios (150-200g).

Parasitosis, candidiasis.

Debe prestarse especial atención a la asquerosa presencia de parásitos intestinales como la *Entamoeba histolytica*, la *Giardia* o la *Tenia*, que son por sí mismos sumamente inmunosupresores. De igual modo, la presencia de *Candida albicans* es bastante negativa. La persona que padece de inmunodepresión debe evitar reinfectarse una vez que se ha desparasitado. También durante este proceso es muy útil suprimir los alimentos refinados y el azúcar en cualquiera de sus formas. Un remedio antiparasitario clásico –cuya eficacia hemos comprobado muchas veces –es la ingestión diaria de varios dientes de ajo, en ayunas, durante un período de un mes. Asociada a la cura con ajos crudos, es de gran utilidad la limpieza colónica, o sea las irrigaciones intestinales, cuyo efecto detoxificante y descongestionante ha sido ampliamente documentado en la literatura médica.

Respuesta al tratamiento y monitoreo de la terapia.

Una vez que se arriba a la dosis óptima de ácido ascórbico y se han resuelto las graves deficiencias nutricionales que el paciente con SIDA indefectiblemente tiene, es posible monitorear el progreso de la terapia a través de la sintomatología, así como de los análisis de sangre. De acuerdo con varios autores la carga viral tiende a decrecer rápidamente tras comenzar la terapia. Lograr una respuesta temprana (al primer o segundo mes) suele ser indicativo de que el VIH será exitosamente controlado. La carga viral puede ser testeada a las 8 semanas de haber comenzado la terapia y luego cada dos o tres meses para corroborar que sigue por debajo de los niveles detectables. El otro aspecto, más importante quizá, es el progresivo incremento del recuento de los linfocitos CD4.

Sin dudas el factor crítico en el éxito de la terapia megavitamínica es la perseverancia en el uso de la (mega) dosis óptima. Como se ha venido insistiendo, para obtener resultados duraderos es indispensable saturar al organismo de ácido ascórbico y mantener este régimen tanto tiempo como sea necesario. En cuanto a los síntomas del SIDA en sí, es decir la fiebre, el desgaste catabólico, las lesiones herpéticas, los trastornos respiratorios y demás (provenientes de infecciones oportunistas, sarcoma, citomegalovirus, parásitos, etc.) debe hacerse una aplicación enérgica y sostenida de la suplementación combinada (tanto oral como endovenosa) hasta su completa erradicación.[53][61][62]

---

[53] (35) AIDS Treatment with Ascorbic Acid. (Cathcart 1995)

Otras causas de inmunosupresión.

Desde los tiempo de Hipócrates o más recientemente del gran cirujano Hwa To (Siglo II) se observó que los trastornos emocionales fuertes como la pérdida de un ser muy querido o las desgracias materiales o sociales ocasionan lo que folclóricamente se denomina "una baja en las defensas". Poco y nada puede hacerse a este respecto puesto que aquello que ya ha sucedido no puede ser cambiado. Lo que sí puede mejorarse es el manejo de nuestras propias emociones, así como en una comprensión más profunda y una cierta filosofía de la vida.

Finalmente, se sabe también desde hace mucho tiempo que una causa de disfunción inmunológica es la malnutrición. Las personas que no tienen acceso a los nutrientes críticos o que sufren una enfermedad intestinal que afecta la absorción de estos, están expuestos al ataque de agentes patógenos.

La tercera causa de inmunosupresión es el uso de drogas farmacológicas y/o recreacionales las cuales tienen un efecto destructivo sobre la salud que ha sido ampliamente documentado. Una multitud de signos como neumonías, aftas bucales, fatiga crónica, fiebre, adenopatías, eyaculación involuntaria, sudoración nocturna, indican precisamente esa debilidad orgánica que se traduce en incompetencia inmunológica. Los antibióticos, los esteroides y las drogas antivirales –justamente como el AZT, 3Tc, D4T– así como la cocaína, la heroína, los *poppers* (amil-nitrito e isobutril-nitrito), el alcohol y el tabaco tienen un dañino efecto sobre el Sistema Nervioso Central, el aparato digestivo y el Sistema de Inmune. El Síndrome de Inmunodeficiencia Deficiencia Adquirida es sumamente real, pero es posible que la "adquisición" no haya tenido su origen en ningún virus perturbador sino en el consumo sostenido de drogas tóxicas, recreacionales o médicas, ligado a una profunda deficiencia de varios nutrientes esenciales y a un gran desgaste orgánico.

Antes de terminar con este breve capítulo quisiera agregar una observación acerca del impacto de las redes sociales (*Social Networks*) en el desarrollo del conocimiento así como el mérito estadístico (o su falta) de las investigaciones médicas. En los datos epidemiológicos se puede advertir una disminución de la mortalidad del SIDA en los últimos años. Hay evidencias de que esto puede deberse a *importante mejoras en la nutrición* de un sector de la población y en específico de las personas afectadas por la enfermedad. Un factor significativo pero no tenido en cuenta es la "contaminación" de los ensayos clínicos de nuevas drogas contra el SIDA con diversos suplementos nutricionales – en especial ácido ascórbico – que muchas personas toman a diario por su cuenta sin declararlo a sus médicos infectólogos u oncólogos por temor a una reprimenda. Encuestas independientes realizadas periódicamente desde principios de los noventa en EE.UU. revelaron que la gran mayoría de los pacientes tenía miedo de mencionar siquiera alguna terapia no convencional, aun con fundamentos científicos rigurosos, que pudiera estar siguiendo o considerando seguir. La aparición de herramientas de búsqueda de información como la Internet ha permitido que el público tenga acceso irrestricto e inmediato a bases de datos biomédicas, artículos científicos y libros especializados. En consecuencia, las personas enfermas o sus familiares –fuertemente motivados– terminan por hallar y aplicar diversas terapias complementarias, pero sin reportarlo.

[61] *The use of Vitamin C as an Antibiotic.* J. of Applied Nutrition. Klenner, R.
[62] *Vitamin C: New Clinical Application* Immunology. Carpenter. 2000

Además de la influencia directa de los terapeutas que practican medicina integrativa, el uso de megadosis de ascorbato se debe sin duda al impacto de la literatura médica en ciertos grupos, y luego a la subsecuente propagación de dichos conocimientos a través de redes sociales.

De esto se desprende que *aquellos ensayos clínicos de nuevas drogas que no tiene en cuenta este hecho son estadísticamente cuestionables.* Una vez más, es revelador el dato económico de que la venta de suplementos vitamínicos, así como de remedios herbolarios, se viene incrementando entre un 30% y un 40% cada año. Como dice una amiga nuestra, la Dra. Lazarita Fernández, "¿No será que la gente se siente mejor al tomar nutrientes y por eso vuelve a consumirlos?".

El concepto de Social Network, en el sentido de red humana de colaboración, provino del trabajo del matemático Paul Erdos sobre los nexos interpersonales en la colaboración científica y sus ya famosos *seis grados de separación* entre una persona y cualquier otra. En este caso el activismo social ha ido conduciendo a la propagación de valiosa información sobre el tratamiento integrativo del SIDA, el cáncer y otras patologías, transmitiendo la información de investigadores y médicos a pacientes, familiares, amigos, colegas y así sucesivamente.

Ácido ascórbico en la vida diaria.

Alrededor de 1988 un periodista y escritor llamado Dan Georgakas y su esposa fueron a Cuba de vacaciones. La esposa, previamente enferma de cáncer, había logrado curarse tomando una serie de nutrientes, en particular grandes cantidades de ácido ascórbico. Un par de años, más tarde mi maestro de Raja Yoga, el Doctor en Ciencias Aníbal Pentón, me relató la anécdota del encuentro que tuvieron sin dar muchos detalles pero acompañándolas con un ejemplar del libro de Dan, *"The Methuselah´s Factors"*, que trata de la longevidad. Que yo recuerde, en el libro no se mencionaba la vitamina C pero de modo automático ambos conceptos – el de la posibilidad de prolongar la juventud y el de la terapia con megadosis de ácido ascórbico – quedaron asociados en mi mente. Como era de esperar, cuando llegó la ocasión de investigar sobre el tema de la "juventud eterna" busqué de inmediato referencias sobre el posible uso del ácido ascórbico en la vida diaria. Resultó que sus usos son muy, pero muy ventajosos.

Hipoascorbemia y enfermedad cardiovascular.

En primer lugar, suplementarse diariamente con abundante vitamina C, soluciona la real causa primaria de los trastornos cardiovasculares y cerebrovasculares consistente en un agrietamiento o falla estructural en la superficie interna de los vasos sanguíneos. Nuestros vasos sanguíneos tienen un recubrimiento especial llamado *endotelio vascular* que es en definitiva una finísima capa de tejido conectivo.

Como ya se ha explicado, la falta crónica de ácido ascórbico ocasiona una importante deficiencia en el tejido conectivo o de sostén orgánico debido a que el ascorbato es indispensable para una adecuada síntesis de colágeno. Dicha membrana endotelial se ve pues debilitada y sufre rasgaduras microscópicas desencadenando la conocida cadena de eventos (agregación plaquetaria, inflamación, oxidación, adhesión de colesterol, etc.) que concluyen con una oclusión arterial. En el libro anterior (**Sexo, Drogas & Longevidad**) del que es coautora mi esposa Dari Echemendía, explicamos con detalles todo lo concerniente a la etiología y patogénesis de la enfermedad cardiovascular, muy complejas para repetirlas aquí. Basta saber que,

"...la inmensa mayoría de los animales fabrican su propia vitamina C. Casi todos los animales sintetizan diariamente el equivalente en peso humano a unos 4g, llegando a sintetizar has 10g bajo condiciones de estrés. En el curso de la evolución, sin embargo, la especie humana, los primates superiores y los conejillos de Indias perdimos la capacidad de fabricarla al inutilizarse el gen que codificaba para una enzima – la gluconolactona – encargada de producir ascorbato a partir de la glucosa. Estamos entonces, obligados a obtener la vitamina C de la dieta, o morir de escorbuto. Apenas 0,07g diarios de ácido ascórbico son suficientes para prevenir esa mortal enfermedad carencial, razón por lo cual se ha sostenido el criterio de que el ascorbato es una vitamina, requerida sólo en cantidades minúsculas. Las pocas infortunadas especies que somos incapaces de sintetizarlo sufrimos pues de una similar enfermedad cardiovascular, inexistente en otras especies".

Sexo, Drogas & Longevidad
Una guía científica, pragmática y nada convencional
para la vitalidad, la inteligencia y la potencia física.

Técnica de suplementación:

Ácido ascórbico: de 8g a 20g (distribuidos en dos tomas diarias).
L-Lisina: de 3g a 6g (también en tres tomas).
Prolina: de 0,5 a 3g.
Extracto de té verde EGCG (Epigalo-catequina-6-Galata).

*Tan efectiva es esta técnica en resolver trastornos cardiovasculares que es capaz de devolver la irrigación a zonas isquémicas del miocardio previamente semi-ocluidas en cuestión de pocas semanas.

Tabaquismo e intoxicación por monóxido de carbono.

Otro importante uso del ascorbato es como antídoto en envenenamientos con monóxido de carbono. Para empezar, quien habita en una ciudad populosa está expuesto diariamente a unas 100 ppm (partes por millón) de este tóxico en cada bocanada de aire que respira. Este solo hecho llega en ocasiones a generar concentraciones de carboxihemoglobina en sangre de hasta 10%. Es posible determinar si una persona vivió o no durante muchos años en una ciudad con abundante *smog* examinando sus tejidos pulmonares, que llegan a adquirir un color negruzco. Esto podría haberse evitado con suplementos diarios de vitamina C, activadora de los macrófagos, permitiendo rechazar dicho hollín a través de la expectoración. Hoy en día se ha reconocido y documentado la relación entre el monóxido de carbono, ya sea que provenga del cigarrillo o bien de la contaminación ambiental, y la disfunción cardíaca. El problema surge porque el monóxido de carbono se liga a la hemoglobina interfiriendo así con el transporte de oxígeno a los tejidos.

Nuestras arterias coronarias, responsables de la irrigación sanguínea del corazón, son capaces de dilatarse cuando hace falta aumentar el aporte de oxígeno. Por el contrario, las arterias enfermas (responsables de la insuficiencia coronaria, y el *angor pectoris*) se han vuelto tan rígidas que no pueden cumplir esa tarea. Es así como la hipoxia generada por el monóxido de carbono puede actuar de manera sinérgica con otros factores que interviene en las cardiopatías y precipitar una isquemia del miocardio.

Se ha visto en la práctica que las muertes ocurridas en los incendios, en particular las infantiles, se deben mayormente al envenenamiento por monóxido más que al fuego mismo, ya que dicha intoxicación es a menudo pasada por alto en la urgencia al concentrarse únicamente en el tratamiento de las quemaduras. Lamentablemente, los síntomas pueden tardar en aparecer entre 1 y 24 horas. Es aquí donde el ascorbato puede salvar la vida. Inyectando una dosis de ½ gramo por cada Kg. de peso corporal se puede neutralizar de inmediato el envenenamiento previniendo el estancamiento sanguíneo que es un factor crítico en las quemaduras de tercer grado. Ningún botiquín de primeros auxilios está verdaderamente bien equipado sin varias botellas de ascorbato inyectable de 25g y las correspondientes bolsas de solución fisiológica para su administración endovenosa.

El antídoto universal.

El ácido ascórbico es un poderoso antídoto inespecífico que contrarresta y neutraliza los efectos dañinos de muchos venenos en el cuerpo. Este rasgo de especificidad implica que los mecanismos por los cuales neutraliza toxinas de clase muy diversa no tiene que ver con los venenos en sí sino con la reparación de su daño a los tejidos. En otras palabras, la vitamina C repara los daños de una toxina sin necesidad de interactuar con la substancia en cuestión. Combate así los efectos de varios venenos inorgánicos, drogas, toxinas bacterianas y animales.

Neutraliza también peligrosos carcinógenos como el benceno, los hidrocarburos aromáticos polinucleares, el benzatrone y el monóxido de carbono, como ya vimos, así que es la única protección inmediata que tenemos contra la polución ambiental. Se ha visto que el ácido ascórbico incrementa el efecto terapéutico de diferentes drogas y medicinas. De este modo, menos cantidad de la droga es requerida si se la toma en combinación con altas dosis de ácido ascórbico Las personas que padecen diabetes podrían reducir la cantidad de insulina necesaria si pusieran esto en práctica. Incluso la aspirina debe acompañarse de gran cantidad de vitamina C para amplificar su efecto analgésico y antiinflamatorio a la vez que se aminora su efecto tóxico en el cuerpo. En grandes dosis, el ácido ascórbico es también un buen diurético (promueve la excreción de orina) capaz de drenar los tejidos hinchados debido a la retención de agua en enfermedades renales y cardíacas.

El ácido ascórbico puede revertir un estado de shock en otros casos de intoxicación severa. En un caso reportado por Levy (1990) cierto paciente tomó 2640 mg de talbutal (Lotusate) y su presión sanguínea había caído a 60/0 al ser admitida en la sala de emergencias. El tratamiento consistió en una inyección endovenosa inmediata de 12g de ascorbato de sodio disueltos en una jeringa de 50cc de solución fisiológica. Esto se conoce como "push", es decir, se administra toda la vitamina C en unos pocos segundos en lugar de por goteo lento. En diez minutos se registró una presión sanguínea de 100/60. Durante las siguientes tres horas se infundieron otros 100g adicionales de ascorbato. Al término de ese breve período la paciente ya estaba consciente. Este mismo método se usa con éxito en toda clase de envenenamientos, intoxicaciones y picaduras de insectos o mordeduras de serpientes.

Los estados de shock producidos por toxoalbúmina, neurotoxinas, muscarina y ácido fórmico responden igualmente bien con altas dosis de ácido ascórbico. No está lejos el día en que los hospitales usen rutinariamente el ascorbato inyectable para estos menesteres.

El ácido ascórbico y los niños.

Un uso de la vitamina C que me da especial satisfacción describir es la prevención y tratamiento de enfermedades infecciosas en los niños. Si tienes hijos, sabes a qué me refiero. Cuando un hijo enferma la comida sabe amarga, la noche es interminable y uno daría lo que fuera por verles sanar. Pues bien, tengo el gusto de informarte que en nuestra experiencia no hay nada más útil –aparte de la mirada atenta y consciente de una mamá– que el ácido ascórbico usado en generosas cantidades. Abundante vitamina C pura, disuelta en una pequeña cantidad de jugo o agua, previene y trata toda clase de resfríos, catarros, intoxicaciones y enfermedades típicas de la infancia: rubéola, paperas, otitis media, varicela y asma, así como sus complicaciones.

Cuando se emplea correctamente la vitamina C es muy probable que otros medicamentos no lleguen a ser necesarios, o bien que sólo deban usarse en pequeña cantidad y durante corto tiempo. Notablemente, los malestares que acompañan a la inmunización por medio de vacunas (que en algunos casos pueden ser severos) desaparecen como por arte de magia, o, si se comenzó la suplementación de antemano, nunca se presentan.

Dos de nuestras tres hijas han podido seguir estas y algunas otras medidas terapéuticas cada vez que lo necesitaron. Desde que nacieron (1194 y 1999) hasta la fecha no han usado antibióticos ni prácticamente ningún otro remedio ni una sola vez en sus vidas. De hecho, la mayor necesitó un solo comprimido de ácido nalidíxico cuando era bebé, para curarse una prolongada diarrea causada por *shigella*. Vivíamos entonces en un clima tropical y no teníamos ácido ascórbico –ni casi ninguna otra cosa, incluyendo alimentos– a disposición. La del medio necesitó también una dosis única de dexametasona, una tarde, para solucionar un sostenido espasmo bronquial. ¡Y eso ha sido todo!

En contraste, nuestra hija más pequeña, que padece una forma de autismo llamada TGD (Trastorno generalizado del desarrollo) y adora mojarse y pasear desabrigada al aire libre, no admitía hasta los siete años suplementación de ningún tipo y tan solo ciertas comidas muy específicas (e insalubres). Mordía y masticaba, por ejemplo los goteros de vidrio, jeringas o cucharillas y finalmente, cuando después de vigorosos forcejeos logramos que tragara algo...lo vomitaba como un proyectil. El resultado: un episodio gravísimo de una rara neumonía que solo pudimos curar con inyecciones intramusculares de cefalosporina.

Un segundo episodio, sin embargo, fue muy distinto. Gracias a una cierta evolución en su desarrollo comenzó a admitir suplementos regularmente. Así que, cuando se presentó nuevamente el ya conocido peligro comenzamos a darle de inmediato 1g de ascórbico cada hora, disuelto en una jeringa con jugo de naranja. En el curso de las 24 a 36 siguientes horas lo síntomas desaparecieron por completo. En los días siguientes fuimos espaciando las tomas hasta volver a la dosis usual de mantenimiento (1g x 2).

Quisiera aclarar de inmediato que en modo alguno debe entenderse nuestro énfasis en la suplementación con ácido ascórbico como una cuestión doctrinaria. Se trata apenas de una cuestión pragmática. Sucede que en estos casos –al nivel actual de nuestros conocimientos– la intervención ortomolecular ofrece una herramienta muy potente, inocua y ampliamente disponible.

Así mismo, es necesario hacer notar que dicho uso del ácido ascórbico no tiene nada que ver con el naturismo clásico del Siglo XIX – hidroterapia, ayuno, limpiezas colónicas, dieta crudívora, etc.- que también conocemos y aplicamos regularmente. El empleo aquí descrito de la vitamina C es un uso farmacológico o *metanutricional,* ya que se usan cantidades miles de veces mayores a las disponibles en la alimentación. Tal empleo de megadosis es imprescindible si se espera obtener éxito terapéutico ya que, como venimos insistiendo, el efecto del ascorbato sobre los diferentes agentes patógenos es dosisdependiente. Técnicamente, usado así, el ascorbato no es un remedio natural sino un fármaco ultramoderno, pero... ¿¡A quién le importa!?

Hemos observado con pena el tono de fervor religioso con que algunos naturistas defienden sus hallazgos y teorías que, por cierto, son muy útiles. En el otro extremo, algunos médicos alópatas suelen también oponerse mecánicamente a todo lo que tenga aspecto de "alternativo" u holístico, si bien ello no les impide salvar vidas diariamente en hospitales de todo el mundo. Entre estos dos polos, por supuesto, se hallan el sentido común y la comprensión. Nuevas y mejores técnicas médicas seguirán surgiendo –gracias a una creciente evolución de la Biología Molecular Celular, la Física de las partículas, la Neurobiología, la Nanomedicina, la Cibernética y muchas otras– por consiguiente, conviene mantenerse despierto y flexible para incorporarlas.

¿Es el ácido ascórbico enteramente seguro?

Casi.

Sucede, amigo lector, que no existe ningún elemento en el planeta, ni siquiera el agua, que sea absolutamente inocuo. Dicho esto, la vitamina C es con seguridad una de las substancias más inocuas jamás estudiadas a la vez que uno de los más versátiles agentes terapéuticos. Para poner las cosas en perspectiva recordemos que el ácido ascórbico es capaz de combatir toda clase de bacterias, virus, toxinas y células cancerosas glucosa-dependientes, sirviendo además a propósitos generales de fortalecimiento del Sistema Inmunológico, del tejido conectivo, así como toda forma de estrés biológico o psíquico.

Una de las historias recurrentes del folklore médico es el rumor de que la vitamina C puede causar cálculos en los riñones, lo cual simplemente NO ES CIERTO. No debe haber muchos médicos, odontólogos o nutricionistas que no hayan oído hablar del acechante peligro de una litiasis renal (formación de piedras) si se consumen megadosis de vitamina C, pero el hecho real es que nadie ha visto una piedras causada por el ácido ascórbico. La razón es simple: tales piedras no existen. El Dr. Emanuel Cheraskin las compara con los unicornios. Todo el mundo escuchó hablar de ellos y cualquiera puede describirlos, pero nadie (con excepción tal vez del poeta cantor Silvio Rodríguez) ha visto uno. Abraham Hoffer, el médico canadiense que tanto ha aportado a la Medicina Ortomolecular, decía irónicamente que si bien no ha sabido hasta ahora ninguna piedra renal demostrable proveniente del uso de la vitamina C, quizá en los próximos diez mil años surja alguna.

De hecho, muchos terapeutas prescriben el ácido ascórbico en repetidas dosis diarias con el objeto de impedir que dichos cálculos se formen. Recuerdo vivamente al *"Docteur Pascaux"*, un veterano ortopedista y clínico al que me llevaban siendo un niño, quien siempre recomendaba a mi madre *"masticarr varrias pastillitas Rutascorbin porr día parra limpiarr les riñons"*.

Por si sirve de algo, puedo reportar que toda nuestra familia, así como la mayoría de nuestros amigos y colaboradores consumimos como asunto de rutina entre 2 y 4 gramos de ascórbico tres o más veces por día –para un total de entre 4g y 20g– desde hace ya muchos años. No solo no han surgido piedras de ningún tipo sino que en algunos casos de amigos que solían tenerlas, los sedimentos se han ido sin dejar rastro (con toda probabilidad por efecto también de algún cambio en la dieta) y hasta la fecha no hay señales de nuevas piedrillas. Se debe hacer notar que 20g (o sea 20,000 miligramos) de ácido ascórbico viene a ser el 64,000% de la Dosis Diaria recomendada *circa* 1930 recomendación que hoy es evidentemente ridícula– y por alguna oscura razón está todavía en vigor. Una observación recurrente parece ser la mejora de la función renal, en particular la desaparición de cálculos. Décadas atrás (1940), en una de sus publicaciones, Mc. Cormic –a quien ya citamos– reportaba: *"He observado que una orina turbia, cargada de fosfatos y restos epiteliales, se asocia generalmente un estado de escasez de vitamina C... y que, tan pronto como una administración correctiva de la vitamina regulariza el nivel de ácido ascórbico, los sedimentos orgánicos y cristalinos desaparecen como por arte de magia de la orina. He encontrado que este cambio puede inducirse en cuestión de horas con dosis grandes de la vitamina, de 500 a 2,000 miligramos, por vía oral o parental."*[54]

Habiendo adquirido considerable experiencia en su uso tanto oral como inyectable podemos asegurar abiertamente que el único efecto colateral evidente del ácido ascórbico en altas dosis es un estado crónico de buena salud. Prefiero, aun así, que tú extraigas tus conclusiones de la evidencia clínica documentada:

1. Robert Cathcart trató más de 11´000 pacientes a lo largo de 14 años con dosis orales de ácido ascórbico de hasta 200g diarios (es decir, 200,000 miligramos) reportando una "notable ausencia de dificultades sistémicas". Agregando incluso que algunos pacientes con historias previas de formación recurrente de piedras de oxalato no volvieron a producirlas.[55]

---

[54] *High Dose Vitamin C.* William Mc Cormic.

2. Un grupo de más de cien médicos australianos reportó el uso de dosis diarias de hasta 300g con resultados terapéuticos en su mayoría espectaculares y ni una sola mención de efectos adverso.[56]

1. Investigadores de la Clínica Mayo (notablemente prejuiciados contra la vitamina C) llevaron a cabo un estudio prospectivo, randomizado, a doble-ciegas, etc. etc. etc. de pacientes con cáncer colorrectal avanzado usando 10g (ridícula cantidad) diarios de ácido ascórbico. Aun siendo personas sumamente debilitadas por su condición y especialmente sensibles a cualquier posible agente tóxico los 10,000 miligramos diarios fueron tolerados sin ningún efecto negativo observable.[57]

2. En tratamientos intensivos para pacientes con cánceres avanzados hemos administrado hasta 150 gramos diarios por vía endovenosa por períodos de 24 semanas sin que se advirtieran efectos dañinos de ningún tipo, ni evidencia de toxicidad en ningún parámetro químico de sangre u orina.[58]

La lista de estudios de este tipo es realmente larga pero con lo dicho probablemente sea suficiente para ilustrar nuestro argumento. ¿De dónde viene pues el temor a la vitamina C? Una vez que se cumple la función antioxidante primaria del ácido ascórbico, o sea, la "entrega" o donación de dos electrones a algún otro compuesto (proceso conocido como *reducción*) la substancia resultante es el ácido dehidroascórbico (DHAA).

Luego de esto, dos cosas pueden pasar, teóricamente: o bien el DHAA es reconvertido a ácido ascórbico nuevamente por intermedio de otros factores (como el ácido lipóico y la enzima Superóxido Dismutasa), o bien se degrada en sucesivas etapas. A saber:

a) Ácido ascórbico
b) DHAA
c) Ácido Dicetogulónico
d) Ácido Luxónico
e) Xylosa
f) Ácido treónico
g) Ácido oxálico (Oxalato)

---

[55] http://vitamincfoundation.org/www.orthomed.com/
[56] *Vitamin C Nature's Miraculous Healing Missile! Archiviades Kalokerinos*
[57] Linus Pauling Rebuts New Mayo Study on Vitamin C
[58] *Oncología Ortomolecular. Sanando el cáncer a través de la Reparación Orgánica.* Prieto Gratacós, E.

En realidad, la mayoría del ácido ascórbico incorporado se excreta en su forma química regular, sin alteraciones, o bien en su forma oxidada (DHAA) lo cual previene su degradación metabólica en oxalato.[59]

Dado que el componente central de cierta clase de cálculos renales es el oxalato la sospecha de un peligro en este sentido es entendible. Sin embargo, tanto en la experiencia práctica como en las investigaciones especializadas indican precisamente lo contrario. De hecho, se ha encontrado que por cada 1mg/dl de aumento de ascorbato en sangre se produce una disminución de 28% en la incidencia de piedras en los riñones. Lo que es más, existen evidencias de un efecto terapéutico que de hecho ayuda a destruir los cálculos ya existentes por medio de suplementos regulares de vitamina C.[60]

Un riesgo descrito en la literatura con dosis endovenosas de ascorbato es la posible -pero muy infrecuente- hemolisis, de la cual solo hemos visto un caso en décadas. La persona en cuestión comenzaba apenas su tratamiento luego de haber finalizado un infructuoso y devastador ciclo de quimioterapia, y se encontraba en un estado deplorable. Apenas la segunda aplicación endovenosa (con menos de 0,25 g/Kg de peso) produjo un profundo malestar y subsecuentemente nuestro laboratorio detectó un incremento en la bilirrubina sanguínea, así como un descenso en el conteo de glóbulos rojos. La causa de esta reacción fue la extrema fragilidad de los hematíes resultante de la combinación de quimioterapia con un déficit de la enzima G6PD, y requirió la suspensión del tratamiento con ascorbato, así como una transfusión sanguínea para reponer los hematíes perdidos.[61] Ni antes ni después se ha producido en nuestra clínica (y sólo en raras ocasiones se lo reporta en la literatura) este fenómeno de hemolisis por inestabilidad de las membranas celulares de los hematíes.

El efecto colateral menos frecuente, visto sólo en pacientes con tumores anaplásicos, sumamente invasivos y con una alta carga tumoral, es la precipitación súbita de una necrosis generalizada de todos los tumores. Clínicamente esto es anunciado por un súbito dolor en todos los depósitos tumorales, una rápida inflamación de los tumores conocidos, hemorragia tumoral interna y/o externa, fiebre, severa hipotensión, taquicardia y azotemia.

Esta muy rara complicación **(que se vio en tan solo uno de cada 20.000 casos hasta 1986, pero que no se ha vuelto a registrar a pesar de que se**

---

[59] (Takenouchi y col. 1996)

[60] (Simon, Hudes, 1999) (Gaker, Butcher y col.1986)

[61] *Supervivencia y Remisión Tumoral en 8 clases de cáncer en pacientes bajo Terapia Metabólica.*

usan dosis sumamente más grandes) *puede ser fatal, y debe ser vigorosamente enfrentada. Si se la sospecha, la infusión de ascorbato debe ser inmediatamente detenida, y el paciente tratado como si padeciera un shock septicémico. El paciente pudiera requerir ser transferido a una unidad de cuidados intensivos para un monitoreo minucioso, o bien el aporte de oxígeno, plasma o sangre y antiinflamatorios esteroideos inyectables. Luego de la compensación se encontrará que los tumores residuales se han encogido considerablemente, o hasta han desaparecido. A pesar de que es altamente peligrosa, esta reacción puede ser considerada como la mejor respuesta posible al tratamiento de un cáncer diseminado.*

En nuestro centro de Terapia Metabólica, donde hasta la fecha (Dic. 2016) se han realizado más de 19,000 aplicaciones individuales del protocolo MIVAS™, el cual incluye -entre otras muchas intervenciones- la inyección de hasta 150 gramos de ascorbato, no se registró hasta el momento ningún caso de necrosis tumoral aguda.

Tales efectos colaterales son, nuevamente, el resultado de no hacer el período de adaptación oral al ascorbato, lo cual tiene una técnica precisa y sencilla. Para que un paciente llegue a reaccionar así tiene que estar en un estado devastador de escorbuto (carencia total de vitamina C cercana a la muerte), y en tal caso es evidente que no debe tratárselo con megadosis de ascorbato endovenoso hasta estabilizarlo gradualmente con suplementación oral progresiva. En los últimos 29 años de experiencia e intensa comunicación con múltiples centros en todo el mundo no hemos sabido de ningún caso de necrosis aguda.

Finalmente conviene señalar que –lamentablemente– la inmensa mayoría de las personas no consume ácido ascórbico, sino más bien lo contrario. El grueso de la población se encuentra en un estado permanente de escorbuto subclínico... y aun así, las piedras en los riñones son muy frecuentes. Es evidente que hay numerosos otros factores causantes de este problema, los cuales no son tenidos en cuenta en los análisis del ascorbato como "agente sospechoso". Por citar solo algunos:

1. Presencia de agentes quelantes (EDTA, MSA, etc.)

2. Alta concentración de solutos en orina

3. Excesivo consumo de azúcares y bebidas carbonatadas.

4. Aspartame (mezcla de Fenilalanina y Aspartato)

5. Excreción aumentada de calcio.

6. Excreción aumentada de Cistina (forma oxidada de la L-Cisteína)

7. Excreción aumentada de fósforo.

8. Incremento del colesterol y los triglicéridos en la orina.

9. Deshidratación crónica (disminuyendo el volumen de la orina)

10. Bajo pH urinario

11. Excesiva suplementación con vitamina D

12. Deficiencia de Tiamina

13. Deficiencia de Piridoxina

14. Sarcoidosis

15. Síndrome de Klinefelter

16. Hiperparatiroidismo

17. Infecciones del tracto urinario

18. Fibrosis quística

19. Parasitosis

20. Terapia antibiótica

21. Riñón poliquístico

22. Dieta Cetogénica

23. Excipientes inertes (en comprimidos vitamínicos y en fármacos)

El sistema REDOX ascorbato.

(Solo para *nerds*)

Si tu entusiasmo por el ácido ascórbico te ha traído hasta este punto, o bien si tienes formación científica y te interesa ahondar en aspectos cruciales de esta maravillosa molécula, podrás ver ahora algunos atributos rara vez descritos de la vitamina C (en cualquier caso, aspectos fisicoquímicos desconocidos por la mayoría de los médicos) responsables de sus roles biológicos. Veamos.

La forma biológicamente activa de la vitamina C es precisamente el ácido ascórbico cuya propiedad farmacológica fundamental es la de comportarse como un agente reductor en un importante número de reacciones, siendo por ejemplo el cofactor para las **monooxigenasas** Cu^+_dependientes y las **dioxigenasas** Fe^{2+}_dependientes, y ejerciendo poder reductor sobre los **citocromos a** y **c** de la cadena respiratoria.

La más visible de las funciones requirentes de ascorbato es la hidroxilación de los residuos de prolina en el colágeno. Es por eso que, como hemos dicho antes, el ácido ascórbico resulta indispensable para el mantenimiento del tejido conectivo y la correcta cicatrización, dado que la síntesis de la matriz conectiva es el primer paso en la remodelación de los tejidos lesionados y los huesos en normal recambio (la matriz orgánica pre-ósea en la que luego ingresará la hidroxiapatita en el proceso de osificación).

Siendo un antioxidante (agente reductor) hidrosoluble, su presencia ubicua lo hace un micronutriente de gran interés en el entorno terapéutico. Al operar como antioxidante, el ácido ascórbico queda a su vez oxidado en la forma de semi-dehidroascorbato (pierde 1 H^+) y luego a dehidroascorbato (pierde el segundo H^+), y este a su vez es reconvertido a ascorbato en el citosol por la **citocromo b_5 reductasa** y la **tioredoxina reductasa**, en reacciones que involucran a la nicotinamida. La nicotinamida –ácido nicotínico o vitamina B3- es otro fascinante nutriente, materia prima del NAD^+: Nicotinamida Adenina Dinucleótido. El dehidroascorbato, $C_6H_6O_6^{2-}$, forma oxidada de la vitamina C, es reducido espontáneamente por el glutatión, así como por vía enzimática a través de reacciones que requieren NADPH.

El catabolismo de la tirosina, la síntesis de epinefrina y la síntesis de los biodetergentes digestivos o ácidos biliares, también requieren de la vitamina. Se cree también que el proceso de esteroideogénesis llevado a cabo en la corteza de las glándulas suprarrenales implica grandes cantidades de vitamina C, a juzgar por la profunda depleción de ascorbato que sufre la glándula tras un estímulo fuerte con ACTH (hormona adreno-corticotropa).

Nuestro laboratorio ha podido determinar que gran parte de la población sufre una deficiencia crónica de vitamina C en sangre caracterizable como *escorbuto subclínico*. El escorbuto, recordemos, se caracteriza por la fragilidad del tejido conectivo (dado el rol de la vitamina en la modificación post-translacional de los colágenos) que lleva a derrames cutáneos, encías hinchadas, fatiga profunda, osteoporosis, falta de cicatrización y anemia. Como es fácilmente absorbible en el intestino (receptores SVCT2) la causa de su deficiencia es simplemente una pobre presencia en la dieta. Lo interesante es que los requerimientos de esta vitamina fluctúan intra-individualmente con abrupta facilidad, a menudo por uno o dos órdenes de magnitud.[62]

La condición fisiológica primaria para el incremento del requerimiento de vitamina C es el estrés, entendido en su sentido más amplio posible, resultante de una *perturbación ambiental*. Sin que se comprenda exactamente como, el estado sistémico de alarma depleta rápidamente los depósitos de ascorbato en las glándulas suprarrenales.

La insuficiencia crónica de vitamina C ($<1/dL$) ha sido asociada

---

[62] *Vitamin C pharmacokinetics i-n healthy volunteers.* Levine, M. **Proc Natl Acad Sci**

epidemiológicamente al envejecimiento y a patologías degenerativas clásicas como aterosclerosis, cáncer, hipertensión, diabetes, trastornos vesiculares o cataratas, e incluso a la susceptibilidad alérgica.[63][73] ¿Pero, como es –desde el punto de vista molecular- que el ascorbato puede cumplir esos roles biológicos? La explicación de su versatilidad reside en sus orbitales moleculares.[64]

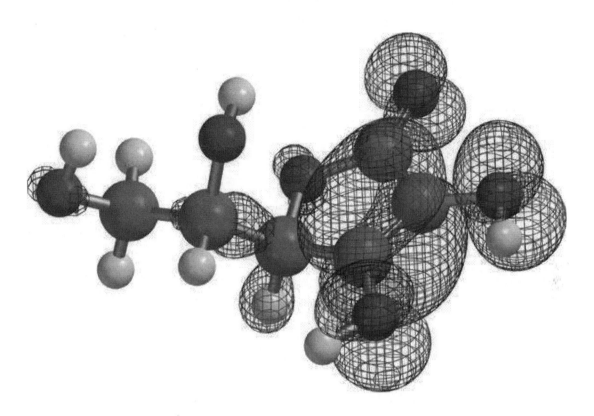

Fig.15 Considerando que tiene seis carbonos, es fácil reconocer que el ácido ascórbico es una hexosa, como la glucosa, excepto por la mayor instauración, y por un anillo *furano* en lugar de un *pirano*. El ascorbato existe tanto en la forma levógira (L-) como dextrógira (D-), siendo esta primera forma el enantiómero que interactúa fácilmente con las enzimas que lo requieran.

La clave estructural del ácido ascórbico es un anillo lactónico insaturado que contiene un doble enlace y un grupo éster como parte de dicho anillo. En el doble enlace yacen dos grupos hidroxilos, que fácilmente pueden cambiar a grupos cetónicos funcionales una vez que los protones (H+) les son removidos (tautomería). Esta dinámica de los tautómeros provee también una estabilización de la resonancia para el anillo lactonico insaturado cuando este es transformado un radical (o

---

[63] **General adaptation syndrome in the young animal.** Monatsh Veterinarmed. Hartmann H [73] *Cloning and chromosomal mapping of the human nonfunctional gene for L-gulono-lactone oxidase, the enzyme for L-ascorbic acid biosynthesis missing in man.* **Biol Chem**. Nishikimi MJ

[64] El ácido ascórbico es un excelente ejemplo de una molécula que desafía la teoría del orbital molecular de Huckel, un popular método frecuente en los programas computacionales (como Java) diseñados para calcular los orbitales de las moléculas. Dado que tiene átomos saturados de carbono, no todos estos pueden ser "acomodados" en la teoría de los orbitales moleculares.

anión) por la desaparición de un átomo de hidrógeno de cualquiera de los dos grupos hidroxilo que tiene dicho anillo.

Es claro que los dos grupos hidroxilo son agentes del mecanismo de las reacciones del ácido ascórbico, y que proveen gran parte de la función antioxidante de esta molécula. El anillo lactónico evolucionó para estabilizar el radical que se forma cuando los ROS atacan a la molécula, arrebatándole los átomos de hidrógeno y dejando uno de los átomos de oxígeno con un electrón en suspenso. Ese electrón no sujeto es fácilmente distribuido a lo largo del anillo y resiste ulteriores asaltos, actuando así como un tope para nuevas reacciones oxidativas. Este es el modo en que los antioxidantes deben actuar, y es la razón misma por la que el ascorbato se comporta como antioxidante: protege a otras moléculas del ataque o sustracción electrónica que llamamos oxidación por medio de su propio sacrificio.

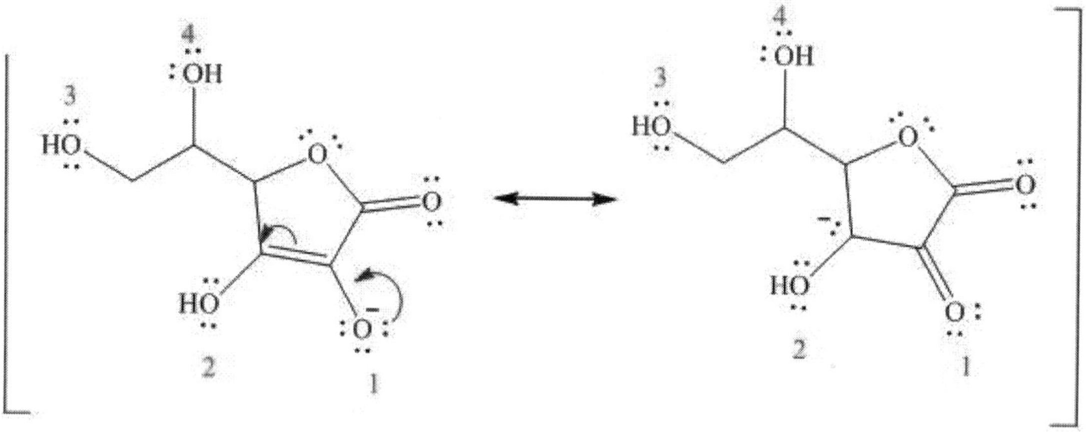

Fig.16 El ácido ascórbico es... bueno, ¡un ácido! Así es que voluntariamente cede un protón para volverse un anión, denominado ascorbato. Al mismo tiempo explota la tautomería ceto-enol que ocurre en su anillo lactónico deflactando los ataques oxidativos a su doble enlace. El dehidroascorbato surge de la pérdida de los átomos de hidrógeno de sus dos grupos hidroxilo, y aún así retiene buenas propiedades antioxidantes. Vemos aquí que el ácido ascórbico usa sus orbitales moleculares para ejercer sus efectos antioxidantes.

Una fabulosa noticia es que el ascorbato inhibe poderosamente el factor inducible por hipoxia o **HIF-1**, uno de los responsables de promover la transición de las células hacia la fermentación.[65][76] No solo eso, sino que además el ascorbato afecta también la expresión genética, inhibiendo también al Factor de Crecimiento Vasculo-Endotelial o VEGF e incluso la sobre regulación de GLUT-1 (transportador de glucosa al interior de las células, implicado en el fenotipo glucolítico, fermentativo, de las células cancerosas).

Ernesto Prieto Gratacós
Centro de Terapia Metabólica
Buenos Aires, Diciembre, 2016.

---

[76] *Low ascorbate levels are associated with increased hypoxia-inducible factor-1 activity and an aggressive tumor phenotype in endometrial cancer.* Free Radic Biol Med. Vissers MC

---

[65] *Modulation of hypoxia-inducible factor-1 alpha in cultured primary cells by intracellular ascorbate.*

Printed in France by Amazon
Brétigny-sur-Orge, FR